がん患者よ、近藤誠を疑え

近藤誠がん研究所 所長
近藤 誠

ベストオピニオンを得るための45のアンサー

日本文芸社

はじめに

「がん医者」はウソをつく

がんの治療にあたる「がん医者」(がん専門医)は、よくウソをつきます。

歴史的には、病名告知が絶対的なタブーであった1980年代前半まで、すべてのがん医者が、肺がんなら「真菌症《しんきん》(つまりカビ)」、胃がんなら「重篤《じゅうとく》な胃潰瘍《かいよう》」などと、患者にウソを告げていたのです。「本当はがんではないのか?」と不安にかられた患者たちは、がん医者に言われるがまま治療を受け、多くが命を落としました。

ただ、病名告知が当たり前になった今日、事態は改善しているのでは? そう思われる読者も少なくないかもしれません。

この点、僕には、がん治療現場の実態を把握する機会があります。2013年に東京・渋谷に「近藤誠がん研究所・セカンドオピニオン外来」を開設して以来、全国各地から訪れる、あらゆる種類のがんの、あらゆる進行度のがん患者さんが、自分たちの受診している大学病院やがん専門病院の実情を教えてくれるのです（http://www.kondo-makoto.com/）。

その結果、今日でも患者への説明に、がん医者のほぼ全員が何らかのウソを交えていることがわかりました。

最頻《さいひん》は余命告知です。「放置したら余命はどれくらいですか？」という患者・家族の問いに対し、がん医者たちは「放置経験がない」と正直に言わず、治療した場合の余命期間を答えます。それが半年とか1年というとても短期なのです。そんなに余命が短くなるのは治療のせいなのに、疑うことを知らない患者・家族は真に受けて、治療に引きずり込まれてしまいます。

セカンドオピニオン外来での聞き取りでは、放置した場合の余命予測が正しかったのは、５０００件の相談中、数件ほどでした。

患者・家族にとっていちばん大事ともいえる余命予測にしてこうですから、治療効果や後遺症の説明は推して知るべし。がん医者が書いた患者向けの本や、インターネット上での解説にも、ウソがたくさん交じっています。

こう書いてくると、「では、近藤先生、あなたはどうなのですか？」という声が聞こえてきそうですね。

それについて僕は1990年代に、ある本のあとがきに次のように記しました。

患者や読者は、医者たちの意見が一致した場合こそ警戒しなければならない。もし複数の医者の意見が一致していれば、患者としては安心する。だが、それがそっくり間違っている場合や、誘導の場合もあるのだ。

これに対し意見が異なっているときは、そのいずれかは、より真実に近いはずである。だから私たちは、意見の違いこそ大切にしなければならない。違った意見を見つけて、それを手がかりにして、自分の頭で考えていこう。

治療を受けて後悔しないためには、治療の前に接するすべての言葉を疑うこと。

この点、私の言葉も例外ではない。考えてもみたまえ。万が一にも私が斯界《しかい》の権威たちと裏で手を結び、言葉を曲げて皆さんを誘導しようとしたらどうなるだろうか。そうなる恐れがないとは言えないから、私の言葉も疑ってもらわねば困るのだ。

信じることをやめて、考えること。

医者の人格や言葉を絶対視せず、他と比べて相対化すること。

自分の頭で考えるというのは、そういうことではないだろうか。

そして、もし自分で決めることができたなら、どういう結果になろうと、後悔することは少なくなるはずである。

とはいえ、大方の読者は、僕の言葉を「どのように疑ったらいいのか？」と悩まれることでしょう。

そこで大腸がん体験者であり、ジャーナリストでもある森省歩《もりせいほ》さんが、読者の代表を引き受けてくださいました。合計20時間ほどのインタビュー内容を、森さんが構成してくださったのが本書です。

それゆえ次は森さんに、どのような意図で本書を構成したのか、語っていただくことにしましょう。

2016年3月　　　　近藤　誠

がん患者を代表して「ベストオピニオン」を探る

聞き手／森　省歩（ジャーナリスト／がん患者）

２０１２年5月、私は東京大学医学部附属病院で、大腸のS状結腸の大部分と所属リンパ節19個、患部に癒着《ゆちゃく》していた腹膜の一部などを腹腔鏡手術によって切除しました。術後の病理検査の結果、がんの病期は第２群リンパ節（中間リンパ節）の２カ所に転移のあるステージⅢａ（進行S状結腸がん）と診断されました。

その後、主治医からは再発予防のための経口抗がん剤治療を勧められましたが、副作用によるＱＯＬ《キュー・オー・エル》（クオリティ・オブ・ライフ＝生活の質）の悪化を懸念して、これを辞退しています。ただし、座して再発を待つことには心理的に耐え難いものがありました。そこで、迷いに迷った末、丸山ワクチンの投与を受けることを決断したのです。

その間、私は近藤誠先生や、近藤先生に批判的な医師らの書籍や雑誌記事などを読破しました。自分の命に関わることなので、難解な医学論文にも目を通しました。そのなかでも近藤先生の主張には強い説得力と合理性があり、術後の抗がん剤治療を受けるか否かの決断にも大いに役立ちました。

しかし、その一方で、現在のがん治療に対する近藤先生の異議申し立てに端を発した情報の氾濫《はんらん》、とりわけ近藤先生と、先生に批判的な医師らが繰り広げる侃々諤々《かんかんがくがく》の議論に、生身のがん患者である私がとまどい続けていたのもまた事実でした。

そんななか、手術からおよそ2年後、私に願ってもない機会が訪れました。『文藝春秋』誌の仕事で近藤先生を取材することになったのです。

私は心にわだかまっていた迷いや疑問を忌憚《きたん》なくぶつけ、そのときのやりとりを「誌上セカンドオピニオン外来」の形で記事にまとめました。その後も雑誌の仕事などを通じて近藤先生からいろいろとお話をうかがってきましたが、それでもなお、がんやがん治療をめぐる迷いや疑問は私の心の中で熾火《おきび》のようにくすぶり続けていました。

『がん患者よ、近藤誠を疑え』という、いささか挑発的な書名の本書は、そのような経緯や事情をバネとして企画されたものです。

健診、切除手術、経過観察、抗がん剤治療、放射線治療、再発、先進医療、代替療法、治験、緩和ケアなどなど、「がんの発見」から「がんによる死」へと至る時間軸の中で、はたして患者は、近藤先生の説くように振る舞えるものなのか……。

近藤先生は「結局、がんは放置するのがいちばん」と主張している。しかし私自身も含めて、がんを放置することへの心理的抵抗は決して小さくはない。ましてや、がんが早期に発見されたのに放置するなど……。

本書では、がん患者やその家族なら誰しもが抱く、このような切実で重要な疑問点について、ジャーナリストであり1人のがん患者でもある私が、がん患者やその家族を代表する形で近藤先生に迫っています。

実は、東大病院を退院後、私はその年のうちに最愛の父を末期の膀胱《ぼうこう》がんで喪《うしな》うという苦境にも立たされました。幸いにも父は苦しむことなく安らかに逝《い》きましたが、この出来事もまた、がんという病《やまい》について深く考えさせられる契機になりました。

近藤先生は、「疑うこと」は「考えること」だ、と言います。

その先にどんな解決策が見えてくるのか――。

本書が、近藤先生による45の「アンサー」を考えるヒントとして読者それぞれの「ベストオピニオン」を探り当てるための一助になれば、聞き手としてこれに勝《まさ》る喜びはありません。

『がん患者よ、近藤誠を疑え』　もくじ

第2章　「手術はするな」の真意は、どこにあるのか

第3章　「術後の検査や観察」は有害で無益なのか

第4章 「抗がん剤」は使い方次第ではないのか

第5章
「放射線治療」は手術や抗がん剤より安全なのか

第6章
「先進医療」や「代替療法」に希望はないのか

第7章 実際に「がんを放置」したら、どうなるのか

第8章 ムダな治療をしなければ「楽に死ねる」のか

エピローグ
がん治療の「ベストオピニオン」を得るために

カバーデザイン／萩原弦一郎（ＩＳＳＨＩＫＩ）
本文デザイン／ＩＳＳＨＩＫＩ
編集協力／山根裕之

プロローグ

いま、なぜ「近藤誠を疑え」なのか

ここが聞きたい！

自身が説く「僕を疑え」の真意とは？

近藤誠医師は標準とされるがん治療（標準治療＝現時点で最良と考えられている治療方法）に敢然《かんぜん》と異を唱えてきた。

早期発見→早期治療は無意味である。手術は寿命を縮める。抗がん剤は有害無益。がんは放置せよ——。

長年にわたる臨床経験、膨大な医学論文の検証などを通じて導き出されたその主張は「近藤理論」と呼ばれ、慶應義塾大学病院（放射線科講師）を定年退職する1年前の2013年4月に開設した「近藤誠がん研究所・セカンドオピニオン外来」には、実に年間2000組前後のがん患者やその家族らが相談に訪れている。

その近藤医師みずからが「近藤誠を疑え」と言う。まずはその真意を質《ただ》した。

アンサー1

すべてを疑えば、がん医者のウソが見えてくる

近藤誠は「教祖」ではなく、近藤理論も「宗教」ではない

――本書の書名に使われている「近藤誠を疑え」ですが、「近藤理論」を信じる患者にとっては実に衝撃的なメッセージですね。

僕は、いま言われた「信じる」が、まさに問題だと思っています。

「はじめに」でも触れましたが、標準治療を行なう「がん医者」は平然とウソをつきます。

そのウソを信じた結果、がん患者は過酷で無意味な治療を強《し》いられたり、貴重な命をみす

みす奪われたりしています。

残念ながら、こと「がん治療」に関するかぎり、がん医者を信じるとロクなことにはならない、という現実があまねく存在しているのです。

僕はこれまで、がん医者らを含めた「標準治療ワールド」を批判し、がん治療のほとんどを否定してきました。

しかし、科学的態度から言えば、僕の主張といえども絶対的なものではあり得ず、あくまでも相対的なものにすぎません。したがって、がん患者は標準治療ワールドの住人らに対してと同様、彼らに異を唱えている僕に対しても、科学の目で理性的に疑う必要があるのです。

僕は、「信じること」の反対語は「疑うこと」だと思っています。そして、「疑うこと」は「考えること」の前提になります。

つまり、**患者は近藤誠をも疑うことで、がん医者らが口にするウソを、より明確に見抜くことができるのです。さらに、自分の頭で考えて出した結論であれば、たとえどのような結果になろうとも、後悔が少なくて済むのではないでしょうか。**

――「信じること」との関係で言えば、近藤先生を敵視している「標準治療ムラ」からは、「近藤誠現象は宗教のようなもの」などと、あげつらう声も聞こえてきます。

「宗教」との批判はいまに始まったことではありません。そのような声は、僕が『患者よ、がんと闘うな』（1996年、文藝春秋刊）を出版した前後からありました。

「近藤教」だとか、「近藤信者」だとか、実に20年以上も言われ続けています。

しかし、いま述べたように、「近藤誠を信じるな」「近藤誠を疑え」というのが医師としての僕の基本的な考え方、スタンスです。ほかならぬ僕自身がそう言ってきたわけですから、「宗教」との批判は、ためにする陰口としか思えません。

僕は「教祖」などではありませんし、近藤理論も「宗教」などではありません。というより、「すべてを疑うことで、がん医者らのウソを見抜き、みずからの頭で考える」という点で、近藤誠も近藤理論も教祖や宗教であってはならないのです。

あえて言わせてもらえば、僕の目には標準治療を信じて疑わないがん医者こそ、むしろ巨大宗教の伝道師のように映ります。

実際、多くのがん医者らは、毎日のように患者が死に続けていても、目の前の治療法を改めようとはしません。彼らにとって、医療は科学ではなく宗教なのでしょう。

がん患者は「二度殺される」

——そう言われれば、国立がんセンターを筆頭とするブランド病院の威風堂々たる建物は巨大な宗教施設のようにも見えますね。

第2章で詳しく述べる「手術」にしても、僕に言わせれば「宗教」のようなものです。

たとえば、胃がん手術。1881年にオーストリアの外科医だったテオドール・ビルロートが最初に行なった手術では、患者はたった4カ月しか生きられませんでした。

患者は明らかな術死であり、何もせずに放置しておけば、もっと生きられたはずです。ところが、当時の外科医らは「4カ月も生きた」と小躍りし、その後もむごたらしい開腹手術に突っ込んでいきました。結果は死屍累々《ししるいるい》の大失敗の連続でした。

その後、今日に至っても、**胃がんを手術したら寿命が延びるというエビデンス（証拠となるデータ）は存在していません。**

近年では、早期胃がんが発見されるようになり、切除手術をされたり、内視鏡で治療されたりするようになりましたが、やはり寿命を延ばすというデータはないままです。

統計上、術死者の数は巧妙に隠蔽《いんぺい》されてきましたが、がん手術の危険性は外科医らが誰よりもよく知っています。

にもかかわらず、19世紀のビルロートの時代から「がんは切る」という思想が変わらないのは、まさしくがん医療が宗教の一種になっているからなのです。

抗がん剤治療も同じです。胃がんや肺がんなど、がんが塊をつくる「固形がん」(白血病、悪性リンパ腫などの「血液がん」を除くすべてのがん。肺がん、胃がん、肝臓がん、膵臓《すいぞう》がん、大腸がん、膀胱《ぼうこう》がんなど、がん細胞が塊となって病巣を形成するがんのこと)では、抗がん剤治療が寿命を延ばすというデータは一切存在しません。

がん医者たちが「これが根拠だ」という論文を見ると、必ずインチキや誤りがあります。

がん検診もしかりで、死亡数が減少することを示すデータはないのに、医療産業の繁栄のために続けられ、臓器を失ったり、治療死したりする犠牲者の山を築いています。

——それでも、がん医者らは「手術をしないと大変なことになります」「併せて抗がん剤治療も始めましょう」などと、患者に勧めています。

がん医者らは患者に「考える時間」を与えません。

実際、不幸にも健診や検診でがんが見つかり、紹介状をもらって大病院に駆け込むと、がん医者らは患者の焦《あせ》りや不安につけ込む形で、「すぐに手術しましょう。手術枠は空いています」などと急《せ》き立てます。

しかし、これは患者を脅《おど》して標準治療に引きずり込むためのテクニックであり、多くの場合、手術枠云々《うんぬん》などの殺し文句は口から出まかせの嘘八百です。「はじめに」で紹介した著書のくだりでも、僕はさらに次のように指摘しています。

言葉、言葉、言葉。人は言葉によって動かされる。人が手術や化学療法を受けるのも、それが必要不可欠だという、脅しにも似た医者の言葉があるからではないか。

そして、その脅しに逆らおうとするがん患者に対して、がん医者らは「それならもう診《み》ない。ほかの病院を探せば」などと言い放ちます。

悲しいことに、運の悪い患者は「言葉」と「治療」で「二度殺される」のです。

アンサー2

自分の頭で考え、納得できる治療法を選び取れ

「真実」に近づくための道筋

——「考えるために疑え」とのことですが、その場合、がん患者やその家族らは近藤先生のセカンドオピニオン外来と、どのように向き合えばいいのでしょうか。

がん患者は自分が宿しているがんの真実、あるいは自分が受けているがん治療の真実を知りたいと思ってやって来ます。

しかし、延べ10万時間もの時間をかけて国内外の医学論文を渉猟《しょうりょう》し、万という単位の

がん患者を診てきたこの僕でさえ、「がんの真実を見究められたのか」と問われれば、やはり「ノー」と答えざるを得ないのです。

実際、がん細胞が発生する瞬間や、がん細胞が転移する瞬間を、その目で見た者は誰もいません。僕の主張もがん医者らの主張も、本質的には「仮説」にすぎないのです。

しかし、疑い、考えることを通じて、真実に近づくことはできます。

僕のセカンドオピニオン外来は「これまでの治療データなどをお教えする場」です。データは「考えるための素材」ですから、患者さんは僕がこれまでの著書で述べてきたことを含め、僕がセカンドオピニオン外来で話すことについて、自分で考え、評価することになります。

その場合、たいていは標準治療ワールドの仮説をはじめとして、僕の主張とは180度異なる対立仮説があるはずですから、具体的には、いずれの仮説が正しそうなのかを比較・分析することになります。

別の言い方をすれば、僕のセカンドオピニオンをバネに、どちらの仮説により合理性があるかを考える、ということです。

そのためには、患者さんは虚心坦懐《きょしんたんかい》に、予断を排して頭の中を白紙状態にしておく必要があります。そうしなければ、科学的で理性的な評価はできません。

僕の意見と標準治療の考え方とを比較・分析する際も、それぞれの仮説を等価値に置いてから始めるのがベターです。対立仮説を等価値に置くということは、僕の主張を絶対視しないこと、すなわち僕を疑うということなのです。


——しかし、治療法を最終決定するのは、たやすいことではありません。

外来予約を受ける際、事前に相談票を提出してもらうため、患者さんの現状は把握済みです。外来当日は、患者さんの具体的な質問に耳を傾けながら、僕の意見（セカンドオピニオン）を述べていくわけですが、その際、少なからぬ患者さんが、その場で「結論」を出そうとして、あれこれ悩み、考えようとするのも事実です。

そういう方には、僕は次のようにお伝えしています。

「今日は僕が最良と考える意見を含め、いくつかの選択肢を提示いたします。今後、どのような治療法を選ぶかは、ご自宅に戻って後、どうか落ち着いて決めてください」

僕のセカンドオピニオン外来は、考えるための素材を提供する場であって、最終的な判断を行なう場ではありません。

セカンドオピニオン外来そのものは、いまや珍しいものではなくなりましたが、その点、金太郎飴のような既定の結論を、その場で患者に押しつけるものとはまったく違うのです。何かにすがったり、頼ったり、何かを信じたりするのではなく、自分が納得できる考え方とデータで道を切り開いていく。それ以外に方法はありません。

運命を「多数決」に委ねるな

――ということは、患者は近藤先生の意見に従う必要はない、結論はあくまでも患者自身で決めよ、ということですか。

そのとおりですが、この点は僕を批判する医師らのほか、僕に共感を示す患者らにも、案外、誤解されていることだと思います。

僕は「こうしなさい」「やめときなさい」といった言葉をなるべく使わないようにしています。患者は、がん医者らを疑い、この僕をも疑って、みずから考える、わけですから、当然、導き出される結論も患者によって違うはずです。

逆に、他人まかせで得た結論は長続きしない、ということです。

あえて言いますが、自分の頭で考えようとせず、他人に頼ろうとする患者さんほど、僕の意見にすぐに納得してしまう傾向があります。

しかも、そういう患者さんにかぎって、僕のところから一歩外に出て、付き添ってきた家族から「あの先生の言うこと、ちょっとおかしいのでは？」などと囁《ささや》かれると、途端にぐらついてしまうのです。

そうなると「もう1人、聞いてみようか」という話になって、セカンドオピニオン外来のドクターショッピングが始まります。

疑うことは大切ですが、自分で考えるのでなければ、すべては徒労に終わります。結局は、前述した金太郎飴オピニオンの奔流《ほんりゅう》に押し流される形で、自分の運命を多数決に委《ゆだ》ねることになってしまうのです。

反対に、すでに自分で結論らしきものを出していて、最後の最後に背中を押してもらうために、僕の外来にやってくる人も少なからずいます。そういう患者さんはもともと意識が高いため、家族や親戚の一言でぐらつくことはないのです。

――近藤先生のホームページを見ますと、「充実したセカンドオピニオンになるよう、ご質問をたくさん用意して、いらしてください」と書いてありますね。

漫然《まんぜん》と僕の話を聞いて、漫然とそれに従うのでは、「すべてを疑い、自分の頭で考え、最終結論を得る」という目的は達せられません。

30分という時間的な制約はありますが、具体的で切実な質問が多ければ多いほど、セカンドオピニオンは意義深いものになると、僕は思っています。

なかには、二度、三度とやって来る患者さんもいます。その結果、患者さんが僕の意見とは異なる治療法を選択したとしても、その治療法に許容し得る一定の合理性があれば、僕は患者さんが熟慮の末に出した最終結論を尊重します。

身も蓋《ふた》もない言い方になりますが、**結局、がんという病気は、遠隔転移がある場合、治る方法などありません。寛解《かんかい》（治癒には至らないが一時的または継続的に病状が落ち着いて安定した状態）に至るものも含めて、なるようにしかならないのです。**

ただし、たとえ治らないがんであっても、なるようにしかならない、そのプロセスについては、工夫の余地が多々あります。だからこそ、すべてを疑い、そして考える、ということが大切な意味を持ってくるのです。

僕がセカンドオピニオン外来を開設した理由もそこにあります。

第1章

「早期発見」「早期治療」は本当に無意味なのか

ここが聞きたい！

「もどき」は「本物」に変化しないのか？

臓器にがん細胞が塊となって病巣を形成する「固形がん」には、「本物のがん」と「がんもどき」の2種類しかなく、体内に最初のがん細胞が発生した時点で、その患者の運命はすでに決まっている——。

近藤誠医師はこのような大胆にして斬新《ざんしん》な仮説をもとに、「がんの早期発見や早期治療は無意味」と主張する。

しかし、職場の健診などで早期がんが発見された場合、そのまま放置することを選択するのは並大抵のことではない。そもそも、がんを放置した結果、「もどき」が「本物」に変化してしまう可能性はないのか。

本章では、近藤理論の核心に関わる「なぜ？」にズバリ迫った。

アンサー3

どんなに早く見つけても「治らないがん」は治せない

遠隔転移があれば「本物」、なければ「もどき」

――「早期発見→早期治療は無意味」を含めて、近藤理論の大前提になっているのは、がんが塊となって病巣を形成する固形がんには「本物」と「もどき」の2種類しかない、という仮説ですね。別の言い方をすれば、「転移があるか、ないか」ということです。

転移があれば「本物」、転移がなければ「もどき」ということになります。この場合の転移は、初発巣《しょはっそう》以外の他臓器や遠隔リンパ節などへの「遠隔転移」である点に注意が必要です。初発巣の臓器に隣接するリンパ節などへの転移は決定的な要因にはなりません。

ただし、目の前のがんが「本物」か「もどき」かを、あらかじめ知ることはできません。

それでは、なおさら一刻も早く発見し、一刻も早く治療すべきなのでは？　すぐにこんな反論が飛び出してきそうですが、実はそういうことにはならないのです。

なぜなら、最初のがん細胞が発生した時点で、運命は決まってしまうからです。

そのがんが「本物」であれば、体のどこかに必ず転移が潜んでいますから、いずれ目に見える形で転移が現れてきます。逆に、そのがんが「もどき」であれば、転移によって宿主の命を奪うことはありませんから、基本的に治療をする必要もありません。


——これらの考え方やロジックを裏づける根拠として、近藤先生は固形がんの「発見数」と「死亡数」の間にある矛盾を指摘されていますね。

ほぼすべての固形がんについて言えることですが、がんの「発見数」は年を追うごとに増えているにもかかわらず、「死亡数」のほうは、ほとんど変わらないのです。

胃がんを例に挙げれば、次ページの図1のグラフにあるように、胃がんの発見数が1970年代後半から急激な右肩上がりを示しているのに対して、死亡数はほぼ横ばいで

図1　胃がんの発見数と死亡数の推移（全国推計値／全年齢の男女計）

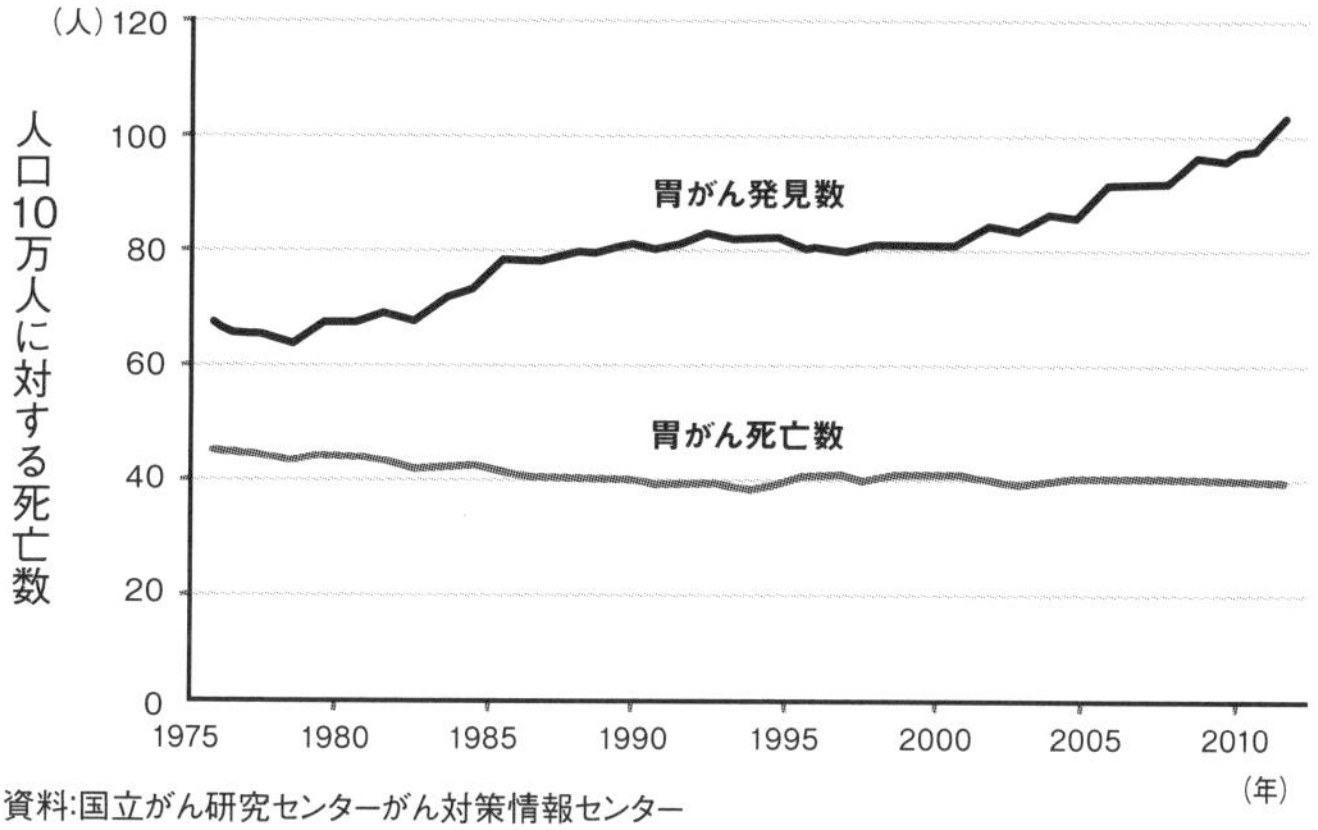

資料:国立がん研究センターがん対策情報センター

図2　年齢階級別の胃がん死亡率（＝数）の推移（男女計）

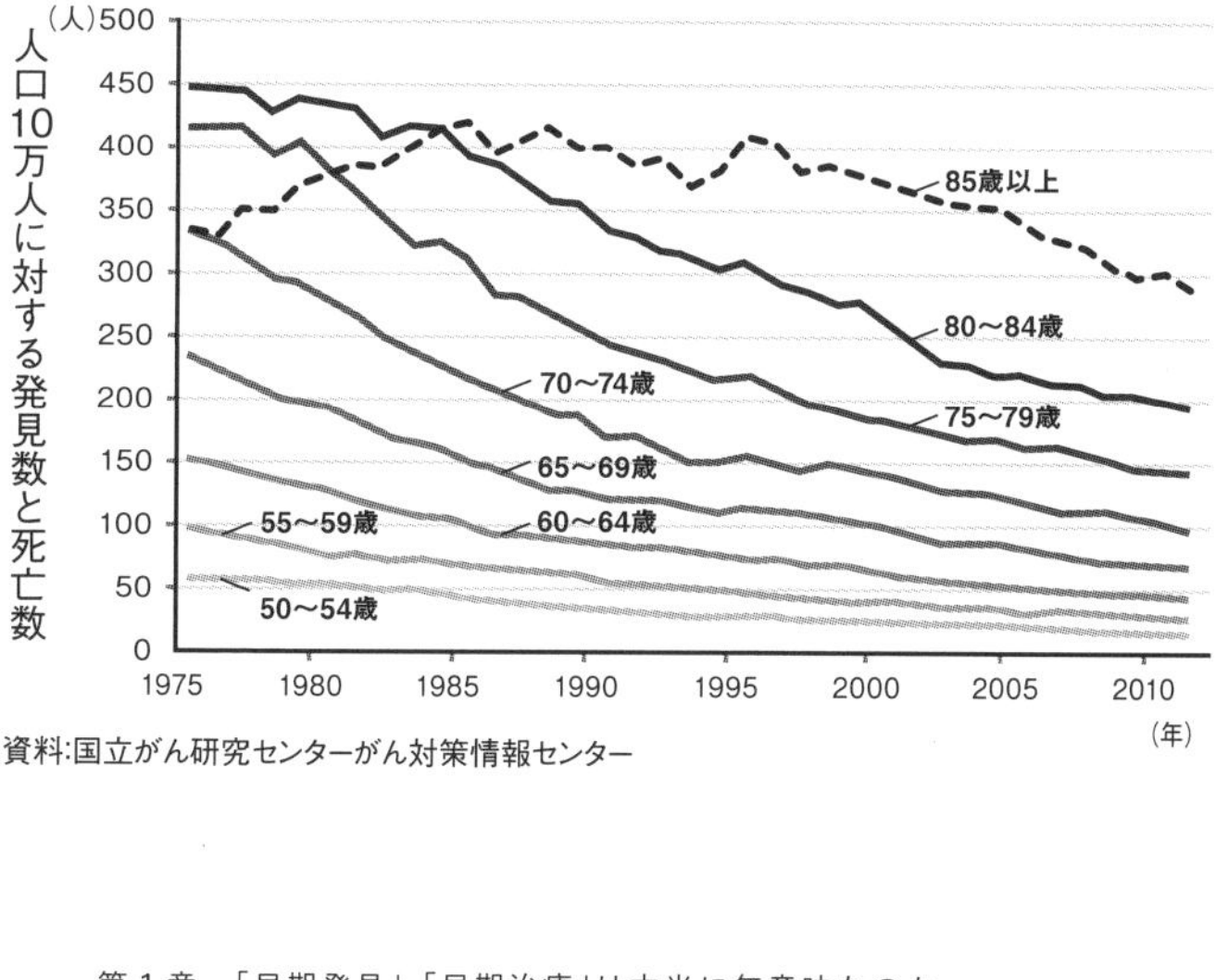

資料:国立がん研究センターがん対策情報センター

す。

かくも摩訶《まか》不可思議な現象がどうして起きるのでしょうか。

最大の理由は、がんの健診や検診で見つけているのは「もどき」であり、かつ、治療の必要のない「もどき」ばかりを治しているからです。

仮に健診や検診で発見されるがんが「本物」であり、早期発見↓早期治療で「本物」が治るのであれば、発見数が増えれば増えるほど死亡数は減るはずです。

そうならないのは、発見数の増加分が「本物」ではなく「もどき」だったからです。

別の角度から言えば、死亡数は「本物」の数とほぼイコールですから、死亡数が横ばいであるということは、早期発見↓早期治療に血道を上げても「本物」を治すことはできなかった、ということにもなります。

以上のことなどから、「本物」は治療をしても治らないこと、逆に「もどき」は治療する必要がないこと、したがって、早期発見↓早期治療は無意味であることなどが、当然の論理的帰結として浮かび上がってくるのです。

「統計のトリック」にだまされるな

――しかし、近藤先生に批判的な医師の中には、年齢階級別の「死亡率」や年齢調整後の「罹患《りかん》率《りつ》（発見率）と死亡率」を持ち出して反論している人もいますが。

実は、日本における胃がん死亡の「総数」は横ばいですが、年齢をそろえて「死亡率」を比べると、こちらのほうは自然に減っているのです。死亡「率」は人口10万人あたりの死亡「数」を指しますが、ほぼいずれの年齢層においても、胃がんの死亡率（＝数）はここ数十年間、自然減となっています（35ページ、図2参照）。

かつて、胃がんは世界各国でがん死亡数のトップランクに位置していました。

しかし、欧米では第2次世界大戦前後から、胃がん死亡率（＝数）が急速に減少し、今日ではマイナーながん種になっています。冷蔵庫が普及して生鮮食品の消費が増え、塩蔵食品が減ったことが主因でしょう。

日本は数十年遅れで、欧米で起きた変化をなぞっています。その原因としてはやはり、冷蔵庫の普及による食事内容の変化が考えられますが、胃に棲《す》み着くピロリ菌の感染率の減少も関係しているかもしれません。

一方、**日本で各年齢層の胃がん死亡率（＝数）が自然に減っているのに、胃がん死亡の総数が減らない理由は、高齢者ほど胃がん死亡率（＝数）が高いからです。毎年のように高齢人口が増えているため、ここ数十年間、胃がん死亡の総数が変わらないのです。**

——それでは、「年齢調整」についてはどうでしょう。

年齢調整とは、時代によって異なる人口構成比を補正するための統計処理です。たとえば、30年前と現在とでは、全人口に占める若年者や高齢者の割合が大きく違います。それを30年前に合わせて補正したのが「年齢調整罹患率」や「年齢調整死亡率」なのです。

これらの指標を用いてがんの動向を研究することは間違いではありませんが、反対論者たちがそれを一般向けの著書で用いることにはいくつかの問題があります。

第1の問題は、「年齢調整罹患率（発見率）」とか、「年齢調整死亡率」と聞いて理解できる読者が日本にどれほどいるのか、ということです。僕はこうした複雑な指標を一般人たる読者が、理屈で、あるいは直感で理解できなくても当然だと思います。

第2には、「対数グラフ」を用いていることが問題です。一般の方々も学校で「対数」や「対数グラフ」について習ったことでしょうが、がんが気になりだす年齢まで覚えているのは無理というものでしょう。

第3の、そして最大の問題は、対数グラフを用いると、胃がん死亡の総数は減っていないにもかかわらず、あたかも減っているような印象を与えることです。

結局、そもそも図1のグラフで明快に説明がつくにもかかわらず、反対論者たちはなぜこのようなわかりにくい指標を持ち出してくるのか、という点が肝心です。僕の目には、人びとを混乱させるためのトリックとしか映りません。

胃がんの場合、図1のように死亡数と発見数の増減を単純に比べることが簡明で、これはがん統計の専門家たちも用いている方法なのです。

実際、このような統計結果を重視する欧米では、胃がんの検診は一度も行なわれたことがありません。

アンサー4

「がんもどき」は、ほぼ100%、「本物のがん」に変わらない

「手遅れ」が証明された試しはない

——早期発見→早期治療が無意味であることはよくわかりましたが、「がんもどき」が「本物のがん」に変わる可能性は絶対にないのでしょうか。

「絶対に」と問われれば「ない」とは答えられません。その可能性を否定してしまうと、それこそ「科学」ではなく「宗教」になってしまうからです。

ただし、手放しで「あり得る」と答えてしまうのも、「あり得る」にはそれぞれ程度があ

るので、ミスリードを招く危険性があります。

実は、僕のセカンドオピニオン外来でも、この類《たぐ》いの質問がよく飛び出します。そういうとき、僕は逆にこう問いかけてみます。

「これからしばらくして、あなたがこの建物を出たとき、足元に100円玉が落ちている可能性があります。その可能性を否定してみてください」

足元に100円玉が落ちている可能性は限りなくゼロに近い。けれども、「絶対にないのか」と問われれば、あなたも「ない」とは断言できないはずで、条件つきで「あり得る」と答えるしかありませんよね、という問いかけです。

言うまでもなく、「足元に100円玉が落ちている可能性」とは、「『がんもどき』が『本物のがん』に変わる可能性」のことです。つまり、仮に「あり得る」と言ったとしても、可能性はその程度にすぎないということです。

——可能性が限りなくゼロに近いことを証明するのは、不可能なのでしょうか。

「もどき」が「本物」に変わるということは、遠隔転移しないがんが遠隔転移するようになるということです。

しかし、がんが遠隔転移する瞬間を確認することはできませんから、少なくとも現時点での証明は不可能ということになります。

ただし、次のように言うことはできると思います。

「これまで何千万、何億という胃がんが医師によって治療されてきましたが、『もどき』が『本物』に変わったケースは1例も報告されていません」

つまり、「早期がんを放っておくなど言語道断。もし手遅れになったらどうするのか」などと、僕を非難する医師らの主張のほうがはるかに根拠薄弱だということです。

実は、固形がんには「本物」と「もどき」の2種類がある、という仮説は、僕が言い出したことではなく、はるか昔の1955年に、カナダのマッキノンという統計学者が論文として発表しているのです。

しかし、「がんもどき」の存在を指摘したマッキノン説は、その後、がん治療の権益を守りたい医療界によって延々と無視され続けました。

そして、マッキノン説からおよそ40年後に、日本でこれを紹介して、有害無益ながん治療の実態に警鐘を鳴らした僕もまた、がん医者らによって無視、あるいは非難され続けることになりました。

さらに言えば、そのがん医者自身、「もどき」は「本物」に変化しないということを、内心では認めているのです。

事実、かつて僕と論争した胃がんの権威も「研究者（の世界）では常識以前（の問題）だよ」と口をすべらせました。

ところが、研究室を一歩出て、大学病院やがん専門病院など、いざ臨床の現場に足を踏み入れると、彼らは途端に知らないフリを決め込むのです。内心の良心に従って行動すると、病院経営に支障が出たり、自分の将来に響いたりするからです。

そのようにして、がん患者は彼らの「算術」や「出世」の犠牲にされてきたのです。

初発巣が存在しない「瞬間転移」

——ところで、遠隔転移は、どのようなメカニズムによって起こるのでしょうか。

最近の研究によって、がんは親にあたる「幹細胞」と幹細胞の子にあたる「ドーター（娘）細胞」からできていること、がんが遠隔転移をするか、しないかなどの性質は、幹細胞の性質次第であること、などが明らかになってきました。

この仮説は「体内に最初のがん細胞が発生した時点で運命は決まってしまう」とする僕の仮説とよく符合します。

たとえば、ある臓器に発生したがん幹細胞が白血球のように臓器内を自由に動き回る能力を備えていたとしても、臓器の外に飛び出して標的臓器に着床する能力、さらには着床した標的臓器で増殖する能力を備えていなければ、そのがん幹細胞は遠隔転移する能力を持たない「もどき」、つまり「本物」ではないということになります。

ドーター細胞は幹細胞のコピーですから、ドーター細胞にも同じことが言えます。ただし、ドーター細胞は幹細胞のコピーではあるものの、なぜか他臓器などへの移動能力を持たない、とも言われています。

いずれにせよ、肝心なことは、**がん幹細胞の性質は遺伝子によって決定づけられているため、時間の経過とともにその性質が変わることは、前述した「100円玉が落ちている可能性」と同様、まずあり得ないという点です。**

——では、がんが「本物」であった場合、遠隔転移はいつ起こるのでしょうか。また、遠隔転移がいつ起こったのかを確かめることはできるのでしょうか。

遠隔転移が起こる時期は、がん幹細胞の性質によって異なるでしょう。

しかし、**多くの場合、遠隔転移はがんが発生して間もない時期に起こる、と僕は考えています。**

その点は、初発巣と転移巣の大きさを比較することで確かめることができます。

まず、初発巣も転移巣も同じがん幹細胞に由来しているので、がんが大きくなっていくスピードもパラレル、同じです。

次に、CT画像上などで視認できるまでに育った転移巣の大きさと、初発巣の大きさを計測し、計測された大きさの違いから転移の起こった時期を計算によって割り出していくと、たとえば乳がんなどでは、初発巣の大きさが1ミリメートルにも満たないきわめて早い時期に転移が生じていること、それも圧倒的多数のケースにおいて生じていることが確認できるのです。

なかには、転移巣はあるのに初発巣が見つからないなど、最初のがん幹細胞が発生した瞬間に遠隔転移を起こしたと考えられるケースまで存在します。

アンサー5

「転移」や「浸潤」は「放っておいたから進む」わけではない

医者の「ウソ」と患者の「誤解」

――「転移はがん細胞が発生して間もなく起こる」とのことですが、とすれば、転移が起こる前に初発巣を取り除くことで、「本物」を治すことはできないのでしょうか。

残念ながら、それは不可能なのです。

がん細胞の直径は約10ミクロン（100分の1ミリ）ですから、たとえば1ミリ大の初発巣でさえ、がん細胞はおよそ100万個も含まれている計算になります。

そして、その初発巣が「本物のがん」であった場合、がん細胞が100万個も存在していれば、その時点で転移はすでに生じていると考えるのが妥当です。

ところが、健診や検診では、その1ミリ大の初発巣すら、発見することはできません。

したがって、仮に造影剤を使ったCT検査で1センチ大の初発巣を発見し、手術でただちに初発巣や周辺の組織などを取り除いたとしても、他臓器などへの微細な転移はすでに成立しており、いずれ目に見える形での転移が明らかになってくるのです。

早期発見→早期治療を唱えるがん医者らは「がんは小さいうちに発見して手術すれば治ります」などと宣伝していますが、それは転移する能力をそもそも持たない「もどき」を次から次へと発見して手術しているにすぎないのです。

その証拠に、わずか1センチ大の初発巣を早期発見→早期治療したにもかかわらず、その後に転移が明らかになってくるケースもまた山ほどあります。がん医者らは、これらの矛盾をどう説明しようというのでしょうか。

——しかし、「浸潤《しんじゅん》」については、「転移」の場合とは違い、「本物」と「もどき」を明快に分けることはできず、時間の経過とともに浸潤が進んでいって、やがて「手遅れ」になるようにも思えるのですが。

たしかに、「本物」であれ「もどき」であれ、変異病巣（つまり初発巣）は、初発臓器の粘膜内にとどまっている段階から、やがて固有筋層などに入り込み、最終的には初発臓器を飛び出して隣接する臓器を侵していくように見えます。

しかし、すべての変異病巣がそのような経過をたどるわけではありません。

たとえば、胃壁は内側から粘膜層、粘膜下層、固有筋層、漿膜《しょうまく》下層などに分かれていますが、実際の浸潤の度合いは、変異病巣がずっと粘膜層にとどまっているもの、粘膜下層や固有筋層にまで入り込んだがそこでとどまっているもの、さらには漿膜下層にまで達したがそこにとどまっているもの、などさまざまです。

実は、変異病巣が浸潤していくためには、さまざまなバリアーを乗り越えていく能力、たとえば粘膜層と粘膜下層の間にある粘膜筋板を突破する能力、あるいは粘膜下層から固有筋層、漿膜下層へと突き進んでいく能力などが必要になります。

逆に言えば、それらの能力を持たない変異病巣は、粘膜層、粘膜下層、固有筋層、漿膜下層などにとどまることになるわけです。

さらに言えば、胃壁の外側は漿膜で覆われています。そして、変異病巣に漿膜を突破する能力があった場合、その変異病巣は何段階もあるバリアーを乗り越えて、ようやく初発臓器の外側に達することができるわけです。

「本物の浸潤」は転移の一種

――ということは、「浸潤」の場合、漿膜を突破する能力を持っている変異病巣が「本物のがん」である、ということになるのでしょうか。

漿膜は腹膜《ふくまく》の別名ですから、変異病巣が漿膜を突破した場合、それは腹膜転移とほぼイコールです。

ただし、腹膜転移とは別に、変異病巣が隣接する臓器に達するためには、隣接する臓器を覆う漿膜を突破する能力、それから漿膜の先の臓器に入り込んで着床する能力など、さらなる能力が必要になってきます。

しかし、ここで注意しなければならないのは、「ならば浸潤が進んでしまう前に初発巣を取り除いてしまえばいいのではないか」という問題です。

その問いへの答えは「ノー」です。決定的な理由は2つあります。

1つは、**浸潤は時間の経過とともに進むように見えますが、変異病巣が「本物のがん」であった場合、転移の場合と同じく、がん幹細胞は早い段階からいくつものバリアーを突破して、隣接する臓器や腹膜などに取りついてしまっているからです。**白血球が単独で、いろいろな臓器や組織の中を移動できるのと同じです。

他方、「もどき」であれば、いつまでも漿膜を突破することはありません。

もう1つは、変異病巣が「本物」であれば、浸潤と同時に転移も生じているからです。アンサー4でも指摘したように、転移はがん幹細胞の発生と同時か、発生から間もなく起こるため、この時点で変異病巣を取り除いても無意味なのです。

――ところで、「本物」と「もどき」の割合はどうなっているのでしょうか。また、両者に特徴的な傾向などはありますか。

10年以上の経過観察が必要な乳がんなどは別として、多くの固形がんでは「5年生存率」が治癒の目安とされています。つまり、そこで示されている生死の比率が、原則的には「本物」と「もどき」の割合ということになります。

ただし、標準治療を前提とした5年生存率には、再発を抱えながら存命している患者をカウントしていたり、消息不明の患者を生きている患者としてカウントしていたりと、かなりのインチキが含まれています。

したがって、その数字を参考にする際は、1割から2割くらいは割り引いて考える必要があります。

また、**大まかな傾向としては、健診や検診で発見される、症状のない病変の大半は「もどき」です。欧米では、粘膜や上皮にとどまっている病変については、日本のように「がん」と認定することに否定的です。**

反対に、症状があって発見された病変の場合、「本物」である割合は相対的に高くなります。

同様に、浸潤の度合いが深ければ深いほど、「本物」である割合は高くなりますが、あくまでも大まかな傾向であって、例外も決して珍しくはありません。

アンサー6

軽い気持ちで「がん健診」を受けると臓器を失うことになる

「タダ」より高いものはない

――早期発見→早期治療が無意味であれば、「健康診断も無意味」ということになりますが、会社員は「強制健診」から逃れられません。

たしかに、職場健診は労働安全衛生法によって義務化されています。

僕は憲法違反ですらあると思っていますが、市町村が実施している住民健診も含めて、

多くの人は「がんでないことを確かめておこうかな」くらいの軽い気持ちで、むしろ積極

的というか、肯定的に健診を受けているのではないでしょうか。

実際、健診の項目を見ると、がんの発見につながる検査は胸部レントゲン（肺がん）くらいしかありません。それ以外の検査、たとえば便潜血《べんせんけつ》検査（大腸がん）、マンモグラフィ検査（乳がん）、子宮がん検査（子宮頸《けい》がん、子宮体がん）、ＰＳＡ《ピー・エス・エー》検査（前立腺がん）などの「オプション検査」については、自分でお金を出して受けているのです。

もっとも、お金を出すといっても、住民健診などでは一定年齢ごとの「節目健診」を設けて、市町村がオプション検査の費用を全額負担しています。

このような悪しき慣習について、僕はかねてから「タダより高いものはない」と警告を発してきました。

アンサー5でも指摘しましたが、健診などで見つかる無症状の病変のほとんどは「もどき」です。にもかかわらず、多くの人がその後の精密検査などを経て大病院へと送られ、必要のない切除手術で臓器を失ったりしているのです。

――健診による弊害は、そんなにひどいことになっているのですか。

職場健診や住民健診、さらには人間ドックなどによって、たとえば前立腺がんの発見数

（全年齢層）は、ここ40年で41倍にも膨れ上がっています。

これは当然の話で、事故や別の病気で亡くなった男性を解剖してみると、前立腺がんが非常に多くのケースで発見されるのです。

顕微鏡による病理検査をどのくらい詳しくやるかで率は変わってきますが、最も高い率を弾き出した報告では、解剖によって前立腺がんが見つかった割合は、60歳超で5割、80歳超では実に約9割にも達しています。

先ほども言ったように、解剖によって「前立腺がん」と判定されたこれらの病変のほとんどは「もどき」であるはずです。

なぜなら、たとえばＰＳＡ検査が行なわれていなかった１９７５年、前立腺がんによる死亡数は全男性死因のわずか０・００３３％にすぎず、死後解剖された男性たちも自分に前立腺がんがあることを知らずに亡くなっているからです。

したがって、**とりわけ前立腺がんの場合は放っておくのがいちばんいいのですが、多くの男性がムダなＰＳＡ検査、ムダな摘出手術を受けさせられたり、あるいはみずから受けたりしています。その結果、これまた多くの男性が、尿漏《も》れやインポテンツといった、心理的にもつらい後遺症に、一生、悩まされることになっているのです。**

このような悲劇が繰り返されてきた背景には、患者が欧米など諸外国の情報から締め出されてきたという事情も存在しています。

たとえば、ヘビースモーカーを対象に行なわれたアメリカの比較試験では、肺がん検診を定期的に受けたグループの死亡数が、検診を受けなかったグループの死亡数を上回る、という驚くべき結果が出ています。

がん医者らがこのような事実を患者に隠し続けてきたことも、日本独特の悪弊を蔓延《まんえん》させる大きな原因になっているのです。

北斗晶さんはむしろ「被害者」

——元女子プロレスラーの北斗晶《ほくとあきら》さんが「乳がん」を告白したのを機に、マンモグラフィ検診を勧める声も一段と高まっているようですね。

北斗さんを含め、彼女の友人で乳がんを経験した女性タレントたちが、マンモグラフィ検診の重要性をしきりに訴えています。いずれもよかれと思っての活動なのでしょうが、マンモグラフィによる検診も無益にして有害です。

欧米で行なわれた比較試験では、検診を受けたグループの死亡数と受けなかったグループの死亡数は同じでした。つまり、検診を受けるだけムダということです。

それだけではありません。欧米では、40歳代の女性1000人が10年にわたって検診を受けた場合、過半数にあたる560人に異常所見が見つかり、そのうちの190人が1回以上の生検《せいけん》(生体検査)を受けさせられる、とされています。

つまり、いったん検診を受けてしまうと、乳がんの不安や恐怖にずっと怯《おび》え続けなければならないうえに、生検のたびに乳房に太い針を刺される痛みや出血にも耐えなければならないのです。

そのため、**スイスでは、国の医療委員会がマンモグラフィ検診制度の廃止を勧告する事態にまで発展しています。**

——北斗さんの場合、乳房を全摘する必要はあったのでしょうか。

北斗さんは、2015年の春に右の乳首が引きつり、左の乳首と位置が違っているように見えた、と明かしています。

このことから推定すると、彼女の乳がんは「硬がん」と呼ばれるタイプではなかったかと思われます。

実は、**乳房にできた硬がんはおおむねタチがよく、他臓器への転移がないケース、すなわち「もどき」であるケースが圧倒的多数を占めています。**

彼女は外科医から「がんが乳首に近いから全摘」と説明されたようですが、別の病院を探せば、乳房を温存することも乳首を温存することも可能でした。

実際、乳房温存術の実施率は病院によって大きく異なり、なかには温存率が90％を超えている病院もあります。さらに、乳房と乳首の両方を残してくれる外科医も少なくありません。

ただし、僕が最も気になったのは、彼女が外科医から「5年生存率は50％」と伝えられたとされる一件です。

彼女の乳がんのステージは「Ⅲに近いⅡｂ」と報じられていますが、これが事実だとすれば、外科医が口にした50％という5年生存率の数字はあまりにも低すぎます。

彼女を脅して乳房全摘に持ち込むため、外科医がウソをついたとしか思えません。その意味では、彼女はむしろ「被害者」なのではないでしょうか。

アンサー7

簡単に思える内視鏡での「粘膜剝離術」にもリスクがある

内視鏡手術の「事故率」は10%

——健診に問題があることはよくわかりましたが、たとえば職場の健診で胃に異常が見つかり、胃カメラで調べてみたら早期胃がんが発見された、などというケースは掃いて捨てるほどあります。そんなとき、医師から「内視鏡でがんを取りましょう」と言われて、これを拒否できる精神力の持ち主はあまりいないと思うのですが。

それはそうでしょう。胃を2分の1切り取るとか、全部取るとか言われれば、さすがに迷うでしょうが、内視鏡による手術は簡単に見えますからね。

実際、僕のセカンドオピニオン外来にやって来る患者さんを見ていても、主治医から臓器を残すことのできる治療を提案されている場合、僕の意見を聞いた後でも、主治医の提案を受け入れてしまう人が多いのではないかと感じています。

しかし、その内視鏡手術にも、実は大きな落とし穴が潜んでいるのです。

古くから知られているのはキノコ状に隆起した病変、いわゆるポリープの根元に輪をかけ電気的に焼き切る方法ですが、最近では広く平たい病変を電気的に焼きながら剥《は》ぎ取る「粘膜剥離《はくり》術」も盛んに行なわれるようになってきました。

内視鏡による手術が適用されるのは食道や胃や大腸などの管状の臓器ですが、これらの管の厚さはわずか5ミリ程度と非常に薄いのです。

しかも、この5ミリというのは、管が緩んだ状態での厚さです。内視鏡で手術を行なう場合、管に空気を送って膨らませますから、手術の際の管の厚さはさらに薄くなります。

内視鏡による手術は、そのような際どい状態で、キノコの根元を引っ張りながら焼き切ったり、薄皮からさらに薄い薄皮を剥がしたりしているのです。

――手術をしている医者の手元が狂うと、どうなるのでしょうか。

手元が狂うと、食道や胃や大腸などに「穴」が開いてしまいます。場合によっては、大出血を来《きた》すこともあります。

そのような場合、内視鏡を用いた回復処置が検討されますが、それでもダメなら緊急の開腹手術や開胸手術が即座に開始され、腹部や胸部を大きく切り裂いたうえで、食道や胃や大腸などの一部または全部を切除して吻合《ふんごう》する、という大手術になってしまいます。

あるいはまた、胃の下側から腸の前部にかけてカーテンのように垂れ下がっている「大《だい》網《もう》」という組織の一部を、胃や大腸などの「穴」の開いてしまった部分に補強シートのようにあてがって縫《ぬ》いつける、という方法が採られることもあります。

内視鏡手術を行なう医者の技量によっても大きな差がありますが、たとえば胃の場合、内視鏡手術のミスで胃壁に「穴」が開いたり、大出血したりする事故率は実に5％から10％にも達しているという実態が、多くの医学論文から浮かび上がってきているのです。

さらに指摘すれば、内視鏡手術の場合、胃や大腸に「穴」を開けてしまう潜在的なリスクは、キノコ状のポリープの根元を焼き切る古くからの手術法よりも、最近流行の粘膜剥離術のほうがより大きくなります。

粘膜剥離術は始まったばかりで、事故率などのデータも不十分ですが、実際に事故率は胃よりも大腸のほうが高く、「事故率は15％」などという報告もあるほどです。

大腸は長く曲がりくねっているため、内視鏡を適切に操作して病変を剥離することが、胃に比べてはるかに難しいのです。

粘膜剥離術に潜む「狭窄」の危険

――内視鏡手術の危険性は、そのほかにもありますか。

未熟な若い医者たちの練習台にされてしまう危険もあります。患者は、病院ランキング本などで施行件数が上位の施設なら安全だろう、と思いがちです。

しかし、施行件数が多いと若い医者も多く、彼らや彼女らに患者をあてがい、練習をさせて評判を維持することで、将来も若い医者が集まってくるよう配慮しているのです。

さらに、**食道や胃や大腸などの壁に「穴」が開いてしまうことのほか、粘膜剥離術の場合には、管の内部の剥離術を施した部分がすぼまって狭くなる「狭窄《きょうさく》」が生じることもあります。**

穴が開いてしまうのを事故とすれば、狭窄は手術の後遺症のようなものです。

この狭窄は、食道や大腸における粘膜剥離術で、よく見られます。

食道で狭窄が生じると、患者は食べ物を呑《の》み込めないなどの通過障害に悩まされることになります。その場合、医者は狭窄部にバルーンを挿入し、空気を送って膨らませることで、狭窄部を広げようとしますが、通過障害はなかなか改善されません。

粘膜剥離術で病変を取り除いたのに、なぜ狭窄が生じてしまうのかと言えば、病変を剥離した場所に「瘢痕収縮《はんこんしゅうしゅく》」が起こるからです。瘢痕収縮は、病変を剥離した部分の傷が治っていくときに、組織が縮んだりして起こるのです。

とくに、食道の内周の4分の3とか、長さ5センチ以上とか、広い範囲を剥離した場合に、瘢痕収縮がよく起こります。

一方、瘢痕収縮による狭窄が大腸で生じると、患者は便通障害に悩まされることになります。それを改善しようとすると、最悪の場合、開腹手術で狭窄部を切除することになります。

大腸がんにならないために粘膜剥離手術を受けたにもかかわらず、大腸がんの肥大化とともに起こってくるのと同じ便通障害に苦しむことになるとは、何とも皮肉なことではないでしょうか。

——それでも、多少のリスクは覚悟のうえで、粘膜剥離術などの内視鏡手術でケリをつけてしまおう、と考える人は少なくないのではないでしょうか。

内視鏡手術のリスクは決して「多少」などではないと、僕は思っています。そもそも、見つかった病変が「もどき」であれば治療の必要はありませんし、病変が「本物」であれば内視鏡で治療しても、やがて転移は現れてくるのです。

アンサー2でも述べたように、最終的な治療法を決定するのは患者自身であり、内視鏡手術は臓器を失う切除手術よりはマシだとは思いますが、それでも僕の口から「内視鏡手術をおやりなさい」とは言えないのです。

第2章

「手術はするな」の真意は、どこにあるのか

ここが聞きたい！

手術で臓器や命を失わないための知恵とは？

がんの3大標準治療（手術、抗がん剤治療、放射線治療）の代表格と言われる「手術」は、多くのがん患者やその家族が最初に直面することになる関門である。

近藤誠医師は「手術はするな」と主張しているが、はたしてすべての手術を否定しているのだろうか。

実際、一口に「手術」と言っても、「臓器を取る」だけが手術ではない。がん手術では、外科医がメスを握る「切除手術」以外にも、内科医が行なう「ラジオ波焼灼《しょうしゃく》術」もあれば、症状緩和のための「バイパス手術」もある。

本章では、がんの局面に応じた対処法も含め、「手術はするな」の真意に迫った。

アンサー 8

「本物のがん」にメスを入れると、「局所転移」で「がんが暴走」する

手術で「がんが暴れる」メカニズム

――手術をめぐる危険性について、近藤先生は最近、一般的に知られている「局所再発」とは別に、「局所転移」ということを強調されていますね。

「局所転移」は僕が言い出したのだと思います。

「局所再発」は切除手術後の初発巣の臓器にがんが再発することですが、「局所転移」は初発巣や腹膜、皮膚など、外科医が手術でメスを入れたところに次々と再発巣が現れるとい

う、より激しい再発の仕方です。

実際、僕のセカンドオピニオン外来に相談にやって来る患者さんの中にも、初発巣の切除手術を受けて間もなく、メスを入れたところに再発が一気に出てしまった、という人がかなりいます。一言で言えば、「がんが暴走を始める」のです。

つい最近も、大腸がんの切除手術を受けてすぐ、腹膜転移が一気に出てしまった方がいました。手術の際、メスで傷つけられた腹膜にがん細胞が集まり、通常では考えられないペースで増殖してしまったケースです。

腹膜転移が出やすいがんには、この大腸がんのほか、胃がん、膵臓《すいぞう》がん、胆管《たんかん》がん、卵巣がんなどがあります。これらのがんについては、手術を受けるか否かの選択も含めて、とりわけ「局所転移」への警戒が必要です。

かつて、アナウンサーだった逸見《いつみ》政孝《まさたか》さん（胃がん）の命を奪ったのも、この局所転移でした。

逸見さんは3度にわたる手術を受けましたが、最初の手術のときから腹膜転移がありました。しかも、3度目の手術で摘出された臓器の総重量は、最初の手術で一部残しておいた胃をはじめ、実に3キログラムにも及んだのです。そして、このような無謀な手術が引き起こした局所転移も内臓から皮膚にまで及んだといいます。

――「局所転移」は、どのようなメカニズムで起こるのでしょうか。

まず、転移がどこかに潜んでいること、つまり「本物」であることが前提になります。「もどき」の場合は、そもそも転移能力がないため局所転移も起きません。

問題は「本物のがん」です。一般的な転移は、初発巣のがん細胞が、血管やリンパ管に入ったりして全身を駆けめぐった後、どこかの標的臓器に取りつき、そこで転移巣を形成することで起こります。

前者の血管由来の転移は「血行《けっこう》性転移」、後者のリンパ管由来の転移は「リンパ行《こう》性転移」などと呼ばれています。

一方、僕の言う局所転移は、目に見えない微細な転移がどこかに潜んでいた場合、すなわち目で見える初発巣のがんが「本物」であった場合、メスを入れたところにがん細胞が集まってきて急激に増殖を始めるというものです。

具体的には、初発巣にメスを入れると、当然、出血します。そして、いま説明したように、「本物」であれば、血液中にがん細胞が入り込んでいます。つまり、がん細胞が出血とともに流れ出て、メスを入れた部分に取りつくのです。

さらに、メスで傷つけられた部分には、破壊された組織を修復するための、さまざまな物質が分泌されます。

サイトカインなどと呼ばれるそれらの物質の中には、組織修復のため細胞分裂を促進する物質も含まれており、その促進物質が傷口に取りついたがん細胞を急激に増殖させていく、と考えられているのです。

多くの外科医は、「局所転移」を知っている

――セカンドオピニオン外来でも、そのことを指摘されるのですか。

切除手術の危険性については、これまでも指摘してきましたが、最近はさらに詳しく、局所転移についても説明するようにしています。

たとえば、**卵巣がんで「本物」が強く疑われる患者さんには、「おなかを開けずに我慢していれば、少なくとも3年や5年で死ぬことはありませんよ」とアドバイスします。**

「卵巣がんの『本物』は腹膜に転移しているケースが多く、手術で腹膜転移を切除した結

果、がんが暴れ出してしまう危険性がきわめて高いのです。しかも、多くの場合、手術後に抗がん剤治療が行なわれるため、患者はその毒性によってバタバタと死んでいきます。

運よく生き延びることができたとしても、再発後に、また手術や抗がん剤治療に持ち込まれ、５年後に生きている確率は10％から20％になってしまいますよ……」

患者さんにはおおむね、こんな趣旨のことをお話ししています。

実は、「メスを入れると、がんが暴れ出す」という現象は、多くの外科医が経験し、認識している事実なのです。

にもかかわらず、外科医らは手術の合併症で患者が死亡してしまうケース、つまり手術を直接の原因とした「術死」に対してと同様、僕が警鐘を鳴らす「局所転移」に対しても頬《ほお》かむりを決め込んでいます。


——卵巣がんなどの手術では「大網《だいもう》」も切除されてしまうようですね。


いわゆる「拡大手術」としてよく行なわれていますが、ついでに大網を取ってしまうのも間違いだと、僕は思っています。

大網は何のためにあるのかと言うと、たとえばおなかの中で炎症や感染が起きたりすると、大網が移動してきてそれらを取り囲むことで、炎症や感染を治癒させているのです。がんについても同じで、大網ががんを取り囲んだり取り込んだりすることで、がんがさらに転移しないよう頑張っているわけです。

そこにメスを入れて大網を取ってしまうと、身代りになってくれていた大網を失ってしまううえに、メスを入れた腹膜などにがんが取りついてしまうのです。

だから、少なくとも大網は残しておくべきだと、僕は考えています。

もっとも、転移が潜んでいる「本物」を手術したからといって、すべての人に局所転移が起こるわけではありません。

ただし、がんが「本物」であれば、手術をしても転移は必ず現れてくるのですから、どちらにしても手術を受けるだけ損ということになります。

結局、**がんで長生きしたいのであれば、我慢くらべをするしかありません。我慢できない人は、残念ながら手術を受けて、早く死ぬことになります。**もちろん、どの道を選ぶかは、患者の自由です。

アンサー 9

初発巣を切除すると、転移巣が急激に増大することがある

「のんびりがん」が一転暴れ出す

――アンサー8の「局所転移」とともに、近藤先生は最近、「初発巣を切除すると、転移巣の増大スピードが急加速する危険性がある」とも指摘されていますね。

「本物のがん」の初発巣を手術で取り除いた場合でも、転移が明らかになってくるまでには相応の時間を要します。

初発巣の切除手術が適用されたということは、少なくともその時点では、転移巣は目に

見えるまでの大きさには育っていないからです。

アンサー4でも指摘しましたが、初発巣と転移巣の増大スピードは基本的にパラレル、同じです。

ところが、初発巣を切除してすぐ、転移巣が急に出現し、かつ、急激に増大していくという、通常では考えられないケースが少なからず存在するのです。

僕のセカンドオピニオン外来でも、何度か相談を受けたことがあります。

たとえば、たまたま健診を受けたら大腸がんが見つかったという患者さんの場合、横行《おうこう》結腸《けっちょう》にできたがんで、狭窄《きょうさく》はあったのですが、通過障害はなく、食事は普通にとれていました。「切除手術を勧められているが、どうしたらいいでしょう」との相談だったので、転移巣が暴走する危険性を説明したうえで様子を見る方法もあると、お伝えしました。

ところが、その後、外科医の勧めに従って手術を受けてしまったのです。そうしたら、わずか数カ月で、肝臓への転移がワーッと出てしまいました。

あるいは、右腹が痛むので、病院で検査をしたところ、大腸の上行《じょうこう》結腸にがんが見つかり、医者の言うままに手術を受けてしまった患者さんの場合、術後の病理検査の結果、ステージ（病期）は所属リンパ節の3カ所に転移のあるⅢbだったそうですが、この方も3

カ月後に全身のリンパ節がバーッと腫《は》れて遠隔転移が出てしまったのです。

慌てて僕のところに相談に来たのですが、かける言葉すら見つかりませんでした。

――もともと、大腸がんは「のんびりがん」と言われていますよね。

そのとおりです。にもかかわらず、初発巣の切除がトリガー（引き金）となって、転移巣が大暴走してしまったのです。

同じく僕のところに相談に来た膀胱《ぼうこう》がんの患者さんで、やはり主治医の勧めるままに手術を受け、膀胱を全摘《ぜんてき》されてしまった中年の男性もいました。

膀胱を全摘すると、いわゆる男性機能を失うことがしばしばあります。手術前、外科医から男性機能を失う可能性についての説明はあるのですが、多くの患者はそれを失って初めて愕然《がくぜん》としてしまうというのが実情のようです。

その男性も失った機能を気にしての相談でした。ペニスに硬い棒のようなものを挿入して、男性機能を物理的に維持するという処置を、すでに受けているとのことでしたが、いったん失われた機能が回復することは、ほぼ期待できないのです。

しかも、お気の毒なことに、手術から間もなくして、その男性の腹膜に転移巣が次々と出現したのです。

腹膜全体に種を播《ま》いたような転移巣が現れる腹膜播種《はしゅ》でしたが、手術後間もなくという時間的な経過から見て、男性の腹膜転移も初発巣を切除したことによる転移巣の暴走だったと考えられます。

初発巣から出ている不思議な物質

――転移巣の暴走は、どのようなメカニズムで起こるのでしょうか。

実は、「本物のがん」の場合、転移巣の成長を抑え込む物質が初発巣から出ているケースがあります。その場合、**初発巣を手術で切除してしまうと、転移巣の増殖を抑え込む物質の分泌も失われ、転移巣が暴走してしまうことがあるのです。**

初発巣から出ているこの不思議な物質は「エンドスタチン」と「アンギオスタチン」という2つの物質だと考えられています。

タンパク質の一種であるこの2つの物質を発見したのは、米ハーバード大学医学部の細胞生物学教授で、チルドレンズホスピタルの小児外科医でもあるジュダ・フォルクマンという医学者でした。1990年代後半のことです。

がんは病巣やその周辺にみずから血管をつくりだすことで、自身が成長するための栄養の補給路を確保していきます。その働きは「血管新生」と呼ばれていますが、エンドスタチンとアンギオスタチンは、その血管新生を阻害する物質なのです。

フォルクマンはエンドスタチンとアンギオスタチンを利用して、転移巣の成長スピードを鈍らせる治療薬を開発しようとしました。

しかし、タンパク質の一種ゆえ精製そのものが難しかったのか、あるいは体内に入れてもすぐに分解されてしまうためか、結局、フォルクマンによる創薬は失敗に終わりました。

ちなみに、その後、フォルクマンの研究をヒントに、血管新生を阻害する抗がん剤が開発されました。アバスチン（一般名ベバシズマブ）に代表される分子標的薬です。

詳しくは第4章の抗がん剤の章で述べますが、副作用が少ないとの触れ込みで、次々と開発されてきた分子標的薬も有害無益です。従来の抗がん剤と同じように、延命どころか、その毒性によって、確実に寿命を縮めます。

――それにしても、初発巣からそんな物質が出ていたとは驚きです。

アンサー8で指摘した「局所転移」と同様、転移巣の暴走は誰にでも起こるというわけではありません。「もどき」の場合は転移そのものが起きませんが、「本物」の場合は暴走が起こる人が少なからず存在するということです。

実は、局所転移のケースと同じく、「初発巣を切除すると、転移巣が暴走する」という現象もまた、多くの外科医が経験し認識している事実なのです。

世界屈指の医学雑誌『ニューイングランド・ジャーナル・オブ・メディスン（New England Journal of Medicine）』にも、「大腸がんを手術したら、転移のなかった肝臓が急に腫れ出し、転移のために重さ（正常だと最大で1・5キロキログラム程度）が10週間で4・7キログラムにもなって死亡した。原因は手術以外に考えられない」との外科医の報告が、1950年に論文として発表されています。

にもかかわらず、外科医はこのようなネガティブ情報を進んで患者に伝えようとはしません。インフォームド・コンセント（手術などに際して医師が病状や治療方針などをわかりやすく説明し、患者の承諾を得ること。解諾《げだく》）など有名無実化しているのです。

アンサー10

リンパ節の廓清は「外科医の満足」のために行なわれている

リンパ節のために「臓器」を取られる

——私の大腸がん手術のときもそうでしたが、初発臓器を切除する際、外科医は当たり前のように「近くにあるリンパ節も取っておきましょう」と言いますね。

所属リンパ節廓清《かくせい》は日本の悪しき慣習です。あえて「慣習」と言ったのは、外科医には、昔からリンパ節を取ってきたからいまも取る、という理屈しかないからです。

事実、リンパ節を取るケースと、取らないケース、あるいは、リンパ節に放射線をかけるケースと、かけないケースなど、さまざまな比較試験が行なわれてきましたが、リンパ節を治療したから寿命が延びた、というエビデンスを示せた試験は1つとして存在しません。

したがって、欧米では、日本のような「廓清至上主義」は見られないのです。

加えて、日本の外科医らの間には「がん細胞至上主義」の悪弊《あくへい》も蔓延《まんえん》しています。

たとえば、胃がんでも大腸がんでもそうなのですが、仮にがんが粘膜の下にまで入り込んでいたとしても、がんが他臓器などに転移している確率、つまり「本物のがん」である確率は100人に1人程度です。

ところが、所属リンパ節のほうを調べてみると、100人のうち10人とか、15人に転移があったりするのです。

いずれも話をわかりやすくするための大まかな数字ですが、当然、外科医らもこのような数字や傾向は把握しています。

しかし、彼らは「がん細胞は1個たりとも残してはならない」という考えに凝り固まっていますから、所属リンパ節に転移がある可能性のほうから逆算する形で、胃や大腸を手術で切り取ろうとするのです。

アンサー3でも指摘しましたが、**所属リンパ節への転移は「本物」と「もどき」を分かつ決定要因ではありません。実際、所属リンパ節に転移があっても、その後、他臓器などに転移の現れてこない患者がほとんどです。**

——ということは、所属リンパ節のために本家本元の胃や大腸を取られてしまう、という本末転倒の話になってきますね。

そのとおりです。仮にがんが粘膜の下にまで入り込んでいる場合の所属リンパ節への転移の可能性を100分の10（10分の1）とした場合、10人の所属リンパ節をきれいにするために100人の胃や大腸を切り取るという話になってくるわけです。

胃袋を全摘されたら、寿命は確実に縮まります。がん細胞至上主義に凝り固まっている外科医らには、患者の生活や寿命に思いを馳《は》せる気持ちが欠如しているのです。

そもそも、所属リンパ節を含めたリンパ節は、がんなどの進行を食い止めるために存在しているのです。アンサー8で指摘した大網もそうですが、がんなどの進行を食い止めるための「関所」をリンパ節廓清で潰《つぶ》してしまうと、かえって強盗や泥棒がはびこってしまうという話にもなりかねないわけです。たとえ話でいうと、そういうことになります。

所属リンパ節は血管と神経に沿う形で走っていて、それら全体を脂肪が取り囲んでいます。リンパ節廓清は、脂肪と一緒にリンパ節を削ぎとりながら血管や神経を残そうとするのですが、外科医にとっては腕の見せどころにもなる、実に面白い手術なのです。

ですが、彼らの満足のために臓器を取られる患者はたまったものではありません。実際には、神経もうまく残せないことがほとんどで、さまざまな神経障害が発生します。

リンパ節廓清の「後遺症」と「インチキ」

——リンパ節廓清にともなう後遺症についてはどうでしょうか。

とくに重い後遺症が出るのは、子宮頸《けい》がん、子宮体がん、卵巣がんなどの婦人科系のがんです。これらのがんでは、骨盤内を廓清しますからね。

先ほど説明したように、リンパ節廓清では神経も傷つけられますから、これら婦人科系のものでは排尿機能や排便機能に障害が出ます。子宮がんのリンパ節廓清では、両足が付け根の部分から丸太のように腫れ上がる「むくみ」も生じます。

乳がんで腋《わき》の下のリンパ節を廓清した場合も、腋の下がひどく痛む、腋の下の感覚がなくなる、腕がむくむ、などの後遺症が出ます。

前述した元プロレスラーの北斗晶さんも、術後の会見で「リュックも背負えない」と訴えておられましたが、執刀医の手元が狂うと重篤《じゅうとく》な神経麻痺《まひ》が起こることもあります。

直腸がんの側方廓清《そくほう》も、排尿障害や排便障害のほか、性機能にも影響が出ます。僕は1990年代から「側方廓清は有害無益」と訴えてきたのですが、その後、側方廓清に意味があるかどうかを確かめる臨床試験が開始されました。

臨床試験の結果が出るまでの間にも側方廓清は実施されているのですから、根拠なく実施していることは誰の目にも明らかです。

しかし、やめようとはしません。試験は一種のセレモニーなのですね。

――臨床試験そのものにバイアス（偏り）がかかっているということですね。

そのとおりです。たとえば、胃の所属リンパ節には、胃から近い順に第1群リンパ節、第2群リンパ節、第3群リンパ節があり、それらを廓清することを、それぞれD1廓清、D2廓清、D3廓清と呼んでいます。

このうち、第1群については、胃を切除する際、一緒に取れてしまいます。そこで、D

1廓清とD2廓清を比較する臨床試験が海外で何度も行なわれてきたのですが、いずれの試験においても両者の生存率に差が出ることはありませんでした。

そんな中、オランダで行なわれていた臨床試験で、最近、D2廓清の生存率がD1廓清のそれを上回るという結果が出たのです。

ところが、試験の内容を検証してみると、手術の際、腹膜転移などで手術不能と判断された患者を母集団から除外しており、D2廓清群のほうの除外数がアンバランスに多いのです。

D2廓清群から腹膜転移のある患者などを除外すれば、D2廓清患者群の生存率がD1廓清患者群のそれを上回るのは当然です。

こうなると、「バイアス」どころか「インチキ」です。「海外よ、お前もか」ですが、実は、オランダの外科医たちに廓清の技術指導をした、胃がん手術で日本一とも言われる外科教授が、その論文に名を連ねているのです。

D2で成績が改善しないとなると、ご自身の存在意義まで否定されかねず、そのようなインチキを主導したか、黙認したのでしょう。

アンサー 11

未熟な外科医が「隠れた術死」をつくり出す

手術室をめぐる「不都合な真実」

――「手術はするな」は近藤先生の一貫した主張ですが、私も含め、現実的には多くのがん患者が手術を受けています。その場合、テレビや雑誌などで有名な「名医」、あるいは大学病院の著名な「教授」などに執刀をお願いする患者も少なくありません。

有名な名医や著名な教授の診察を受けて、仮に「執刀の約束」を取りつけたとしても、そんな約束はアテになりません。だいたい、全身麻酔をかけられてしまえば、実際に誰がメスを握っているのか、患者にはわかりませんから。

実は、この点については、冗談みたいな話がたくさんあるのです。

たとえば、かつて僕と一緒に仕事をしていたある外科医は、アメリカで専門医の資格を取った後、日本の某有名私大病院の外科で助手の職を得ました。その有名私大病院の外科には世に知られた「教授」がいたのですが、教授が執刀するとされていた手術の大半が彼に任されていたと聞いています。

なかには、教授が手術室にやって来る前に手術を始めて、教授が来た時にはすでに手術が終わっていた、というケースもあったそうです。

ただ、**患者の家族は教授が手術室に入るところを見ているので、教授がすぐに出ていくと、教授が執刀していないことが患者の家族にバレてしまいます。そこで、教授も含めたスタッフ一同、手術室でブラブラしながら時間を潰《つぶ》していたということです。**

——大学病院などでは、そのようなことが常態化しているのでしょうか。

これはがん医者の話ではありませんが、記憶に新しいところでは、テレビで「神の手」などと持ち上げられていた血管外科の教授が手術室でゴルフクラブを振り回していてモニターか何かを壊した、というニュースもありました。

なぜ手術中にゴルフクラブを振り回していたのか。それは部下が手術をしていたからでしょう。神の手を持つ教授はヒマだった、ということです。

もともと、大学病院は教育機関でもあるのです。したがって、教授が自分の部下らを手術に当たらせることは普通です。

かつては、メスは必ず自分が握る、という教授もいました。その場合でも開腹部を広げたり、糸を結んだりする助手は必要になりますが、一方で、そのような教授のもとには人が集まらない、という傾向もあります。

薄給にもかかわらず、部下の医師らが、なぜ寝る間も惜しんで働くのかと言えば、教授のもとで手術の腕を磨きながら専門医の資格を取得し、論文を書いて博士号を取り、この世界で活躍したい、と考えているからなのです。

したがって、多くの部下を従えている有名な教授ほど、手術をさせてやることをエサに人を集めている、という可能性があるわけです。

よしんば、正直な教授がいて、教授から「あなたの手術を部下にやらせてください」と頼まれたとしても、やはり患者としては断りづらいのではないでしょうか。

実況中継中に「術死」した患者

――そうすると、未熟な医師による手術事故も起き得るということですか。最近も、群馬大学医学部附属病院の40歳代の外科医が腹腔鏡による無理な肝臓切除手術を行なって多数の術死者を出してしまったという事件のほか、千葉県がんセンターでも乳がん患者の検体取り違えミスによって別の患者の乳房を全摘してしまった、という事故が発生しています。

未熟な医師による手術事故は、大いに起き得ると思います。

以前、慶應大学医学部の同窓会に出席した時も、ある外科医が「いやあ、この前、患者を死なせちゃって。手術を部下に任せていたら、血管をブチッと切っちゃって。それで死んじゃった」と、何やら軽い口調で話していました。

「そいつも反省している」とは付け加えていましたが、こんな調子で殺されたのではたまりません。

実は、手術中に患者が死亡してしまうことはよくあるのです。

これはがんの手術ではありませんが、心臓血管外科の研究会で練達《れんたつ》の医師による心臓手術の模様を病院から実況中継していたとき、会場の出席者らがモニター画面を見つめるその目の前で患者が即死してしまったという事故もありました。

手術の中継は恒例の行事で、僕も一度、会場で見たことがありますが、事故はその何回か後のことだったそうです。大動脈弁か何かの手術だったようですが、学会でも有名な外科医でさえ、このようなミスをおかすのです。

がんの手術に話を戻せば、手術を直接の原因とする術死と認定されるのは、患者が手術後30日以内に死亡したケースに限られています。

しかし、患者がそれ以降に死亡したケースにも事実上の術死が数多く含まれています。**実際、1カ月以上の入院を経て自宅に戻った後、容体《ようだい》が急変して再入院となり、そのまま帰らぬ人になってしまった、というケースはゴロゴロしています。**それでも、統計上は術死としてカウントされていないのです。

――ならばなおさら「誰が執刀するのか」は問題ですね。

実は、「誰がメスを握るのか」については、日本の外科系医師らのみならず、欧米の外科医らをも巻き込んだ大問題になっているのです。

たとえば、世界屈指の医学雑誌『ニューイングランド・ジャーナル・オブ・メディスン』の最近号にも、眼科医と目の手術について、この問題を扱ったエッセイが掲載されていました。

目の手術にしても、大半は下っ端の眼科医が行なっている。

そのことを患者に説明しないのは不正直である。

しかし、正直に説明すると、今度は患者がいなくなってしまう……。

概略、このようなジレンマが、正直に書かれていました。

日本のブランド病院についても同じことが言えます。有名な名医や著名な教授は、言わば「客寄せパンダ」です。

しかし、そのような実情をうっかり口にすれば、金づるである「患者様」は激減してしまうというわけです。

アンサー12

手術で「臓器」を失わずに済む方法は、いくらでもある

食道全摘の「術死率」は実に10％

――近藤先生は、がんによる症状を緩和するための姑息《こそく》的手術、たとえば消化管の通過障害を改善するためのバイパス手術なども否定されるのでしょうか。

臓器を失うことになる切除手術は基本的に否定しますが、バイパス手術などの緩和的手術は必ずしも否定しません。具体例を挙げて説明しましょう。

たとえば、食道がんをそのまま放っておいた場合、実は、がんが他臓器などに転移して

死ぬことは少ない、というか、ほとんどないのです。

ならば何が原因で死ぬのかと言えば、がんが次第に大きくなっていって食道を塞《ふさ》ぎ、食べ物がとれなくなり、栄養失調で死ぬのです。要するに、餓死です。

したがって、栄養補給さえしていれば、死ぬことはほぼありません。

栄養を補給する方法としてはまず、簡単な処置によって腹部に「胃ろう（人工的水分栄養補給法。腹壁から胃の内部に管を通し食べ物や水分を送り込む処置）」をつくる方法があります。口から食べたり飲んだりすることはできなくなりますが、胃ろうから栄養を補給していれば餓死することはありません。

次に、胃や腸などに障害がある、患者が胃ろうを望まないなど、何らかの理由で胃ろうができない場合には、「点滴」という方法もあります。点滴は胃ろうより非効率ですが、それでもすぐに死ぬことはないのです。

にもかかわらず、多くの患者が外科医の勧めるままに切除手術を受け、食道を全摘されたあげくに寿命を縮めているのです。

――しかし、「胃ろう」や「点滴」で生きるくらいなら、放射線治療を選択したいと考える患者も多いのではないでしょうか。私もそうするかもしれません。

放射線治療は食道全摘よりはるかにマシですが、第5章で詳述するように、放射線治療にも少なからぬ副作用があります。

かつては僕も食道がんにおける放射線治療を勧めていましたが、放射線治療をしないほうが安全に長生きできるケースがわかってきたので、最近はそういうことを説明するようにしています。

切除手術に話を戻せば、食道がんの手術は、食道をそっくり切り出したうえで、胃の上部を喉元まで引き上げて吻合《ふんごう》するという、きわめて過酷《かこく》なものです。

そのため、術後の合併症などで予後《よご》不良に陥り、退院できないまま術死してしまう患者の割合は、現在でも5％から10％にも達しています。ちなみに、かつては実に95％もの患者が術後1カ月以内に死亡していたのです。

しかも、手術の前や後には、抗がん剤治療が待ち構えています。手術を受ける患者は、多くの場合、抗がん剤治療も受けるので、患者は抗がん剤の毒性によってもまた、バタバタと死んでいくことになります。

さらに言えば、アンサー8やアンサー9で詳述したように、がんが「本物」であった場合、初発巣である食道を取り去ってしまうことによって、メスを入れたところに局所転移が起こったり、転移巣が急激に現れてきたりもするのです。

緩和術後の「落とし穴」に要注意

――食道がん以外にも、緩和的手術が有効なケースはありますか。

尿路《にょうろ》系のがん、たとえば膀胱《ぼうこう》がんでは、尿道が詰まったり、尿管の出口が塞《ふさ》がったりして、尿が堰《せ》き止められてしまうことがあります。

排尿できないままだと腎不全《じんふぜん》で死んでしまうので、尿道に導尿管を挿入《そうにゅう》・留置して尿路を確保したり、膀胱鏡で尿管の出口のがんを除去したりして処置します。

これらの方法で解決できないときには、腎ろうを造設（腎臓そのものに皮膚からカテーテルを挿入し尿路を確保する処置）しますが、それでもダメな場合は血液透析という手もあります。

一方、膀胱全摘の場合、小腸を切り出して人工膀胱を造設しなければならないため、腹壁に張りつけた集尿袋への対処に悩まされるほか、術後に腸閉塞《へいそく》を発症するなど、患者の

ＱＯＬはきわめて悪くなるのです。

予後がきわめて悪いとされる膵臓《すいぞう》がんも、膵臓の尾部《びぶ》にできたものについては、がんの大きさが10センチくらいになっても、周囲の空間が広いため、なかなか気づきません。

したがって、2、3センチの病巣をわざわざ検査で見つけ出し、切除手術を受けて寿命を縮めるのはバカバカしいことです。

この点は膵臓の頭部や体部（頭部と尾部の間）にできたがんについても同じですが、頭部のものについては、その後に胆管の口が塞がってしまうことが多く、やがて黄疸《おうだん》が出てきます。

この状態を放置しておくと1、2カ月で死んでしまうので、その場合には、口から内視鏡を入れ、胆管にプラスチックのチューブや金属のステントを挿入・留置して、胆汁《たんじゅう》が流れるようにしてやります。そうして黄疸が解消されれば、死ぬ危険は遠のきます。

——黄疸を解消する方法は、ほかにもあるのでしょうか。

昔は開腹して小腸と胆管をつなぎ合わせるバイパス手術が行なわれていました。小腸胆管吻合と呼ばれていた緩和的手術の一種ですが、現在は前述した胆管ドレナージ（胆管にチューブやステントを入れる処置。ドレナージは排出、排液の意）のほか、経皮的《けいひ》胆管ドレナージと呼ばれる方法もあります。

これは皮膚から肝臓を狙って針を刺し、針が胆管内に挿入されたところで、そこにチューブを留置し、胆汁を皮膚の穴から排出するという方法です。

ただし、ここで注意しなければならないのは、これらの姑息的手術によって黄疸が解消されてくると、体調が回復してきたことを理由に、しばしば摘出手術に持ち込まれてしまうという点です。

これでは元も子もありません。摘出手術を拒否して、胆管ドレナージに徹するのが、安全長寿の秘訣です。

ちなみに、胆管ドレナージで袋に溜《た》まった胆汁を捨ててしまう医者も多いのですが、溜まった胆汁は口から飲ませて体内に戻してやるのが正解です。

健常人では、胆汁は小腸で再吸収される形で、いろいろな目的に使われています。それを捨てっ放しにしてしまうと、患者の体力がどんどん奪われてしまうのです。

アンサー13

大腸がんの肝・肺転移は、切除で「根治」が望める唯一の例外

「大腸ステント」か「切除手術」か

——近藤先生は「大腸がんについては切除手術という選択肢を排除しない」と、指摘されています。私も腸閉塞寸前のS状結腸と所属リンパ節19個、患部に癒着していた腹膜の一部などを切除しましたが、この選択の妥当性についてはどうでしょう。

便通障害や出血などの症状が解消された、腸閉塞は死に至ることもある、などの点で、切除手術には一定の合理性があったと思います。大腸がんは、手術でラクになる人が多

い、臓器切除による弊害が少ないなど、やや特殊なのです。

ただし、アンサー10で指摘した理由などから、第3群までの所属リンパ節を切除する必要はなかったと思います。第2群リンパ節の2カ所に転移が認められたとのことですが、S状結腸の場合、仮にリンパ節転移が大きくなっても悪さをすることはほとんどなく、そのことに気づかないまま一生を終える人も少なくないのです。

また、アンサー8とアンサー9で指摘したように、切除手術そのものが局所転移を引き起こしたり、遠隔転移の出現と成長を早めたりする危険もあります。

もっとも、森さんの場合、かれこれ3年半以上、遠隔転移が見られないとのことですから、少なくともこの賭けには勝ったと言えるかもしれません。

しかし、賭けには、勝つ人と負ける人が必ずいます。仮に森さんが賭けに勝ったのだとしても、それはただ運が良かっただけかもしれないのです。


——大腸がんの場合、切除手術以外に対処方法はあるのでしょうか。

大腸がんで最も問題となるのは、森さんも苦しめられた腸管狭窄《きょうさく》による便通障害です。逆に言えば、腸管狭窄を取り除くことさえできれば、切除手術をしなくても済むとい

うことになります。

その場合、最も有効な方法に「大腸ステント」があります。

大腸ステントは柔らかい金属でできた網のようなもので、肛門からこれを挿入して狭窄部に留置します。そうすると、狭窄部がステントによって押し広げられ、便通障害がかなり改善されるのです。

大腸ステントはすでに保険適用になっており、僕のセカンドオピニオン外来に来た患者さんの中にも、大腸ステントだけで頑張っている人がいます。

ただし、大腸ステントにもデメリットはあります。

たとえば、便の通っている人に挿入・留置すると抜けやすい、という特徴があります。逆に、完全閉塞に近いと、ステントが狭窄部にピッタリと密着し、狭窄部を強い力で押し広げますから、簡単に抜けることはありません。

あるいは、ステントが抜けた場合に再挿入する必要があるのですが、それに応じてくれる医者がなかなか見つかりません。ステントの再挿入に付き合ってくれる医者がいれば、一生、ステントだけで過ごすことも可能なのです。

さらに、稀《まれ》なことですが、ステントが大腸壁を突き破ったりして、腹膜炎を起こすこともあります。

また、大腸ステントを切除手術の前処置と考えている医者も多いので、患者としては、手術に引きずり込まれないための用心も必要になってきます。

肝転移は迷わず「ラジオ波焼灼術」

――ところで、大腸がんは、肝臓や肺に転移が出てもなお、手術などによって「治癒」が望める唯一の例外だと聞いているのですが。

固形がんの場合、遠隔転移があれば「本物のがん」ということになりますから、その段階で治癒は望めなくなります。

ところが、大腸がんだけは、理由は不明ながら、肝臓と肺に遠隔転移が出た場合にかぎって、治癒に至るケースが存在します。

ただし、その確率はあまり高いものではありません。

というのも、ほとんどの場合、肝臓や肺に現れる転移巣の数が多かったり、転移巣の大きさが大きすぎたりして、切除手術の適用にはならないからです。また、仮に切除手術が可能な場合でも、がん医者らが口にする再手術後の5年生存率は、再々発患者が生存率にカウントされているなど、あまりアテにはなりません。

大腸がんでの肝転移と肺転移の切除に成功したジャーナリストの鳥越《とりごえ》俊《しゅん》太郎《たろう》さんの主治医が、テレビで「5000人に1人のレアケース」と言っていたのも、手術適用の可否をはじめとするさまざまなハードルを加味しての数字なのです。


——では、「適用可」となった場合、切除手術は受けるべきなのでしょうか。

これは肝がん切除の第一人者が言っていたことですが、大腸がんの最初の肝転移を手術で切り出す際、彼は患者に「これから何回、何十回と切除手術を受ける覚悟はありますか」と尋ねるそうです。それくらい、肝転移は手強《てごわ》いのです。

実は、大腸がん肝転移については、外科医らが固執する切除手術以外に、体外からがん病巣に針を刺して、ラジオ波（高周波の電流）で病巣を焼き切る「ラジオ波焼灼《しょうしゃく》術」という方法もあります。

内科医が行なうラジオ波焼灼術であれば、体への侵襲度も格段に低く、入院も短期で済みます。治療成績も切除手術と同等か、それ以上ですから、どちらを選ぶかについて議論

の余地はありません。施術可能であれば、迷わずラジオ波焼灼術を選択すべきです。

ただ、ラジオ波焼灼術はいわば「職人芸」の世界で、「腕」と「熱意」のある医者がなかなか見つかりません。治療を受けたい場合は、インターネットなどで実績と評判の高い医者を慎重に検索・選択する必要があります。

ちなみに、僕のセカンドオピニオン外来では、ラジオ波焼灼術を希望する患者さんに対して、信頼できる医者を紹介することもあります。

一方、大腸がんの肺転移は胸腔鏡手術で切除することになりますが、「肺葉切除」や「区域切除」と称して広範囲に肺を取られてしまう可能性があります。

肺転移の切除手術を受ける場合は、切除範囲をできるだけ小さくするよう、外科医と交渉すべきです。

第3章

「術後の検査や観察」は有害で無益なのか

ここが聞きたい！

「再発を早く見つけたい」は間違いなのか？

がんの切除手術が無事終了し、めでたく退院となった後も、患者は定期的な通院を余儀なくされる。採血による各種の腫瘍《しゅよう》マーカー検査、CT検査、消化管の内視鏡検査など、再発の有無を確かめるために行なわれる経過観察は、専門的に「術後サーベイランス」と呼ばれている。

サーベイランスとは「監視」や「調査」などを意味する英語だが、近藤誠医師は「術後の検査や観察も有害にして無益」と警鐘を鳴らしている。はたして、術後の経過観察はすべて無意味なのか。

本章では、CT検査に代わる検査方法も含め、術後サーベイランスの是非を質《ただ》した。

アンサー14

術後の「経過観察」は病院と医師の都合で行なわれている

医師らの「営業成績」を一覧表に

——手術後などの「がん」の経過観察として行なわれる「術後サーベイランス」を無意味とする根拠は、どこにあるのでしょうか。

まず、一般論として言えば、術後サーベイランスをやっても、患者の生存率、つまり寿命が延びることはありません。

この点については、大腸がんの術後の患者を対象に実施された比較試験がいくつもあります。問診、視診、聴診、打診、さらには採血、CT検査、大腸内視鏡検査など、術後サーベイランスを実施した患者群と実施しなかった患者群の生存率を比べた試験です。

結果は、いずれの患者群の生存率も同じでした。

乳がんでも、同じような比較試験がいくつもあり、同様の結果が出ています。つまり、術後サーベイランスには、患者の寿命を延ばすというエビデンス（医学的根拠）は存在していないということです。

したがって、学問や研究の世界では、術後サーベイランスは無意味とされています。実際、がんの種類別に標準治療の手順や方法などを記した手引書、いわゆる「治療ガイドライン」にも、術後サーベイランスによって患者の生存率が向上することを示す明確なエビデンスは、どこにも記されていません。

ガイドラインには、エビデンスレベルの高い順に、A→B→C→D→Eなどに分類する形で、それぞれの治療の推奨度が示されています。

このうち、明確なエビデンスが存在するとされているのは、推奨度AないしBだけなのですが、術後サーベイランスの大半は、推奨度Dや推奨度Eなどに位置づけられています。

しかも、アンサー10などでも指摘したように、明確なエビデンスが存在するとされる推奨度Ａですら、その根拠とされている比較試験は、当該治療を標準治療に組み入れたいと狙う医師らによる「インチキ」のオンパレードなのです。

その医師らがみずから推奨度Ｄや推奨度Ｅなどと判定しているのですから、術後サーベイランスの無意味さは「推して知るべし」と言うべきでしょう。

——にもかかわらず、術後サーベイランスは、なぜ行なわれているのでしょうか。

最大の理由は「病院や医師の都合」です。

仮に患者ががんの切除手術だけを受け、その後、問診のみで各種検査を拒否したり、通院そのものを拒否したりすると、病院の経営が立ち行かなくなるのです。

病院の収入は国の診療報酬制度にもとづく保険点数で決められており、手術は手間や人手がかかる割には儲けが少なく、手術だけで患者に逃げられたのでは、「骨折り損のくたびれ儲け」になってしまうのです。

そのため、大学病院などの大病院の中には、大相撲の「星取表」ではありませんが、それぞれの診療科が、外来や入院でどれくらい売り上げることができたかの「営業成績」を一覧表の形で作成し、医師らにハッパをかけているところもあります。

当然、営業成績の悪い診療科や医師は、学内や院内で肩身の狭い思いをすることになります。その結果、がん医者らは、学問研究ワールドにいるときは、術後サーベイランスが無意味であることを熟知していながら、診療現場ワールドでは、点数稼ぎのために素知らぬ顔で患者にせっせと検査を勧めるという、矛盾した行動に走るのです。

手術が済んだら「忘れる」に限る

――典型的な「ダブルスタンダード（二重基準）」ですね。

その点は、ある大学病院の乳腺外科の教授が学会誌に寄稿した報告にもよく表れています。報告は乳がんの術後検査に関するもので、臨床医向けに書かれたその解説の中に、次のようなくだりがあるのです。

年1回のマンモグラフィは各ガイドラインの推奨する通り施行している。さらに、年1回の胸部X線、腹部（肝）CT（超音波）、骨シンチを追加している。

しかし、これは現時点では過剰な検査と考えられていることも可及的に付言している。こうした定期検査は日本では一般的に行われている（日本外科学会雑誌。２００７年）。

この一文を読むと、乳がん患者に対して、エビデンスのない術後検査が常態的に実施されていることがよくわかります。

この教授は「年1回のマンモグラフィは各ガイドラインの推奨する通り施行している」などと述べていますが、先ほども指摘したように、ガイドラインによる推奨などおよそエビデンスに値しないシロモノなのです。

それにしても、「これは現時点では過剰な検査と考えられていることも可及的に付言している」とは、よく言ったものです。

「可及的」とは「できるだけ」という意味です。もし本気でそう付言しているのなら、それら術後の検査を受ける患者はいなくなるはずです。

――この点、慶應病院時代に乳房温存療法を日本に広めた、乳がん治療のパイオニアでもある近藤先生ご自身は、どのように対応されていたのですか。

最初の治療が終了した時点で、患者さんには「もう来なくていいですよ。乳がんのことは忘れてください」と伝えていました。術後の検査をしたところで、再発率も生存率も変わらないことはハッキリしていましたから。

それでも診てほしい、通院したいという患者さんには、最初のうちは半年に1回くらい、しばらくしてからは1年に1回に減らし、10年経ったら「もう大丈夫。おめでとう」という感じでした。

ただし、その間、検査は何もしませんでした。マンモグラフィも骨シンチ（放射線同位元素を投与して病巣を確認する検査）も、CT検査もレントゲンも、超音波も採血も、一切やりませんでした。

診察室でやったことと言えば、患者の話を聞いてから、乳房を視・触診し、そしてリンパ節の領域を触診するだけ。それで診察はオシマイです。

患者さんは拍子抜けしたかもしれませんが、**必要のない検査をやらされなかった分、お金や時間や労力を浪費せずに済んだはずです。不要なものは、やはり不要なのです。**

アンサー 15

がんの再発を早く見つけるほど「バカを見る」

がんの術後患者は、みな「上客」

――「術後サーベイランス」が当然のように行なわれている背景には、病院や医師の都合のほかに、「患者心理」もあるのではないでしょうか。

このまま放っておいていいのか、やはり検査をすべきではないのか、できれば検査をやってほしい、といった、患者側の不安や期待は、たしかにあるでしょうね。僕も、そのような患者心理は理解できます。

ただし、ここで思い起こしていただきたいのが、肺がん、胃がん、肝臓がん、膵臓がん、大腸がん、膀胱がんなど、がん細胞が塊となって病巣を形成する固形がんの場合、最初にがんが発生した時点で運命は決まっている、という原理原則です。

術後サーベイランスで再発が見つかったということは、手術で切除した初発巣のがんが「本物」だったということです。「本物」の場合、基本的に治癒は望めませんから、いくら再発を早く見つけても、もたらされる結果は同じです。

あえて厳しい言い方をすれば、最初から「手遅れ」である「本物」の再発を術後サーベイランスで早期発見したところで意味がない、ということです。

逆に、手術で切除した初発巣のがんが「もどき」であった場合、そもそも遠隔転移が起こること、すなわち再発が起こることはあり得ません。

つまり、術後サーベイランスをやってもやらなくても再発が見つかることはないので、「本物」の場合と同様、最初に受けた切除手術も含めて有害無益だったということになります。

実は、**外科医らが術後サーベイランスに固執するのは、それが有害無益であることを患者に知られると、最初の切除手術までも有害無益であることが露見して、やがて自分たち**

が職を失うことになるからなのです。

——実は、このようにお尋ねしている私自身、大腸がんの切除手術後、採血やCTや大腸内視鏡などの検査を定期的に受けています。

検査の種類によっても違いはありますが、大腸がんの治療ガイドラインには、森さんの言う「定期的」について、たとえば術後3年間は3カ月おきに、以後5年目までは半年おきに、などと書かれているはずです。

しかし、ガイドラインが定める検査の期間や間隔もまた、およそ根拠のないいい加減なものです。

患者心理としてはわかりますが、そもそも術後サーベイランス自体に意味がないので、それを3カ月おきに3年間やろうが、以後半年おきに2年間やろうが、無意味なものが意味のあるものに変わる道理はないのです。

しかも、大腸がんはおしなべて進行のスピードがゆっくりですから、必然的に再発が明らかになってくるまでにも時間がかかります。それだけ術後サーベイランスに費やす時間も長くなっていくので、病院や医師の「算術」という点では、逆に術後サーベイランスが非常に大きな意味を持ってくるのです。

つまり、長期間にわたってカネを落としてくれる大腸がんの術後患者は、病院や医師にとって得がたい「上客」というわけで、タチの良い胃がん、乳がんなどでも同じことが言えます。

逆に、これが膵臓がんや肺がんの中でもタチの悪いがん、俗に言われる「勝負の早いがん」になると、術後検査が問題になることは少なくなります。術後サーベイランスを行なう間もなく、患者は次々と亡くなってしまうからです。

術後の検査は「寿命を縮める」

――「再発を早く見つけても……」という思いは、私も前々から持っていました。

体に造影剤を入れて行なうCT検査では、1センチ以下の再発巣まで発見することができます。PET《ペット》検査（陽電子放射断層撮影検査）では、さらに微細な転移巣を画像上で確認することができ、最近では、CTとPETを同時に行なうPET－CT検査も導入されています。

病院や医師は金儲けの手段が増えてホクホクでしょうが、患者からすれば「再発を早く見つければ見つけるほどバカを見る」というのが偽らざる真実なのです。

術後サーベイランスで再発が発見された場合、再手術や放射線治療は基本的に「適用不可」となります。なぜ適用不可になっているかというと、再発がんは「何をしても治らない」からです。

ところが、がん医者らはそのことを十分に承知していながら、患者の耳元で「希望を捨てずに頑張りましょう。最近はいいお薬も出ていますから」などと囁《ささや》き、何をしても治らない患者を抗がん剤治療に持ち込もうとします。

詳しくは第4章で述べますが、再発であるかどうかを問わず、抗がん剤で固形がんを治すことはできません。しかも、抗がん剤は猛烈な毒薬であり、延命効果どころか、患者の寿命を確実に縮めるのです。

事実、再発した患者は抗がん剤の副作用に苦しみながら、その猛烈な毒性によってバタバタと死んでいきます。

——術後サーベイランスは、かえって寿命を縮める、ということですか。

そのとおりです。術後の検査で再発を早く見つければ見つけるほど、それだけ早く過酷な抗がん剤治療に持ち込まれてしまいます。

逆に言えば、術後の検査を受けなければ、再発による症状が明らかになってくるまでの間、少なくとも時間稼ぎはできるのです。

ただ、再発による自覚症状が次第に明らかになり、その後の検査で再発が確認された場合でも、がん医者らは抗がん剤治療を勧めてくるでしょう。

しかし、せっかく術後サーベイランスを受けずに時間を稼いだのに、この期《ご》に及んで抗がん剤治療を受けてしまうのはバカバカしいかぎりです。

たしかに再発がんは治りませんが、再発の自覚症状が出たからといって、すぐに死んでしまうわけではありません。

詳しくは第7章で述べますが、再発が確認されて後、何もしないで長く延命している患者は決して少なくないのです。

術後サーベイランスは結果的に患者の寿命を縮めます。要するに、再発を早く見つけるほど早く死ぬ、ということです。

アンサー16

「腫瘍マーカーの上昇」を口実に、医師は過酷な治療に持ち込む

腫瘍マーカー検査は「死を早める」

――術後サーベイランスでは、採血によって「腫瘍マーカー」の値も定期的にチェックされます。私も大腸がんに特異的とされる「CEA《シー・イー・エー》」の値などをチェックされていますが、最近はその値が上限の「5」を超えてきて、少し不安を感じています。

森さんの場合、手術後、腫瘍マーカーのCEAは正常値に戻っていたはずです。それが再び上昇してきているのは、せっかくやめた喫煙を再開してしまったからでしょう。CE

Ａは喫煙によって上限値の2倍くらいまで上昇することがあります。

それはともかく、術後サーベイランスでは、大腸がんの「ＣＥＡ」、卵巣がんの「ＣＡ《シー・エー》125《いちにいご》」、乳がんの「ＣＡ 15－3《フィフティーン・スリー》」、肝臓がんの「ＡＦＰ《エー・エフ・ピー》」、前立腺がんの「ＰＳＡ《ピー・エス・エー》」など、そのがん種に特異的とされる腫瘍マーカーの値を監視します。

ただし、がん末期でもまったく反応しない人がいる一方で、ＣＴ画像にも映らないごく早期で敏感に反応する人がいるなど、腫瘍マーカーの値は基本的にアテになりません。

したがって、何かのがんにかかってはいまいかと、人間ドックで腫瘍マーカーの値をあれこれ調べるケースも含めて、その数値に一喜一憂するのは愚の骨頂です。

その上で、術後サーベイランスにおいて腫瘍マーカーの値を定期的にチェックすることの是非について言えば、ＣＴ検査などと同様、「腫瘍マーカー検査は寿命を縮める。それも他の検査以上に死を早める」ということになります。

なかでも、腫瘍マーカーに敏感に反応する人ほど死を早めてしまうのです。

通常、腫瘍マーカーの値が右肩上がりでジリジリと上昇して上限値の数倍に達すると、医者は正常ではないと考え、「再発」を疑うことになります。

——その場合、医者による「再発」との判断は正しいのでしょうか。

さすがに上限値の5倍、10倍ともなれば、「再発」と見てほぼ間違いないでしょう。その診断自体はほぼ正しいと言って差し支えないと思います。

ただし、ここが肝心な点になりますが、**腫瘍マーカーの値が上限値の5倍、10倍にまで上昇したとしても、多くの場合、再発巣の影は精度の高いCT検査画像などにも映り込んでこないのです。**

しかも、腫瘍マーカーに敏感に反応する人であればあるほど、再発巣が微小な段階から腫瘍マーカーの数値が上昇してしまうため、再発巣が成長して検査画像に映り込んでくるまでに時間がかかるのです。

そうすると、どのような事態が起こってくるでしょうか。

アンサー15でも指摘したように、がん医者らはCT検査などで再発を確認すると、ただちに抗がん剤治療を始めようとします。

それどころか、彼らはCT検査画像に転移巣がまだ映り込んでいない段階、すなわち腫瘍マーカー検査で再発が疑われるだけの段階でも、すぐに抗がん剤治療に持ち込もうとするのです。

この段階では何の症状もなく、患者はピンピンしています。

しかし、抗がん剤治療が開始されるや、患者のＱＯＬ（生活の質）も運命も一変してしまいます。多くの場合、その先に待ち受けているのは、副作用に苦しんだあげくの毒性死だからです。

米長邦雄さんも渡辺淳一さんも

――なかでも、前立腺がんのPSA検査は問題が多いようですね。

実際、ＰＳＡの数値だけが上昇して全身はピンピン、というケースがほとんどです。ところが、術後サーベイランスでＰＳＡの数値が上昇してくると、がん医者らは「ＰＳＡ再発」と称して患者を過酷な治療へと引きずり込みます。

たとえば、前立腺摘出手術後のＰＳＡ再発の場合、放射線治療かホルモン療法（ホルモンの分泌を促進または抑制するホルモン剤などを用いて、がんの増悪をコントロールする療法）が開始されます。術後の放射線治療後、ＰＳＡ値が再上昇してきた場合は、残っているホルモン療法が行なわれます。

また、最初に放射線治療が行なわれて上昇した場合も、放射線治療後の手術はできないため、残るホルモン療法が選択されます。そして、そうしたホルモン療法後にPSA値が再上昇してくると、いよいよ最後に残った抗がん剤治療の登場となるのです。

このとき、がん医者の多くは前立腺がんの「骨転移」を疑います。というより骨転移を口実に抗がん剤治療に持ち込みたいという魂胆なのですが、実は、彼らがたぶん骨転移であろうとしたその診断に誤診が数多く含まれているのです。

というのも、前立腺がんは高齢者に多く発見されるため、骨シンチを行なうと、画像上に骨の異常がよく映るのです。

僕のセカンドオピニオン外来でもそうなのですが、患者さんが持参した骨シンチの検査画像を見ると、なるほど、アイソトープ（放射線同位元素）が集まっているところが黒い影になって映っています。

ところが、その黒い影をよくよく見ると、ほぼすべてのケースが前立腺がんの骨転移ではないパターンを示しているのです。

要するに、知識が乏しいゆえの誤診です。そして、このような誤診にもとづき、抗がん剤治療がしばしば開始されているのです。

――棋士の米長《よねなが》邦雄さんや作家の渡辺淳一さんもＰＳＡ再発の犠牲者なのでしょうか。

米長さんの場合、人間ドックでＰＳＡ値異常とされ、生検の結果、がんと診断されました。しかし、転移はなかったと言いますから、ほぼ「もどき」だったはずです。

ところが、無用な放射線治療に持ち込まれたあげく、再発と診断され、抗がん剤治療に引きずり込まれてしまいました。

以上の経緯を詳しく分析した結果、おそらく米長さんの再発はＰＳＡ再発であり、死因も抗がん剤による毒性死だったと、僕は考えています。

渡辺さんの場合も、ＰＳＡ値異常のみの「ＰＳＡ発見がん」だったと思われます。

その後の経緯については詳しくわかりませんが、芥川賞・直木賞の贈呈式で見せたあのムーンフェイスは、抗がん剤を点滴する前に投与されるステロイド（副腎皮質ホルモン）の副作用以外に考えられません。

結局、渡辺さんもＰＳＡ検査と抗がん剤で命を落としてしまったのです。

アンサー17

せっかく治癒してもCT検査の被曝で「新たながん」になる

「発がんバケツ」がいっぱいになって

――術後サーベイランスで最も一般的に行なわれているのが「CT検査」です。私も年に2回、胸部と腹部と骨盤のCT検査を受けています。

CT検査には、「CT被曝」と呼ばれる特有の危険性が潜んでいます。CT検査自体は痛くも痒《かゆ》くもないので、森さんも軽い気持ちで受けているのでしょうが、後々、CT被曝は「新たながん」の発症となって牙を剥《む》いてくるのです。

ＣＴ検査は、最も被曝線量が高いエックス線検査です。その被曝線量がどれほど高いものであるか、具体的な数字を挙げて説明しましょう。

国際放射線防護委員会（ＩＣＲＰ）は、一般人が1年間に浴びていい放射線量を１ミリシーベルトまでと定めています。

ただし、福島原発事故のケースがそうであったように、緊急事態の場合には、年間20ミリシーベルトから１００ミリシーベルトまでの範囲であれば、当事国の判断で許容被曝線量を決定できるとされています。

では、ＣＴ検査による被曝線量はどれくらいでしょうか。

たとえば、**腹部のCT検査を受けた場合、その被曝線量はたった1回で20ミリシーベルトにも達してしまいます。胸部まで撮影すれば30ミリシーベルトにもなります。しかも、最初の撮影の後、造影剤を点滴してさらに1回、場合によっては、さらにもう1回の撮影を行なうことも少なくありません。**

――私の場合も、「造影剤なし」と「造影剤あり」の合計2回です。

そうすると、森さんの場合は腹部だけだとして、1度のＣＴ検査で合計40ミリシーベルト、1度に3回の人なら合計60ミリシーベルトも被曝してしまう計算になります。つまり、森さんも含めた多くのがん患者は、福島原発事故のような緊急事態にのみ許容される1年間の被曝線量を、わずか1度のCT検査で浴びていることになるのです。

しかも、病院でたまたまCT検査を受けた場合とは異なり、経過観察のためのCT検査は、森さんも「年に2回」と言っているように、定期的に繰り返し行なわれるため、被曝線量はどんどん蓄積されていくことになります。

その場合、最も問題になってくるのが「発がん」の危険性、それも最初のがんが治癒した後、晩発《ばんぱつ》する形で明らかになってくる新たな「発がん」の危険性です。

そのメカニズムを簡単に説明すると、放射線が人体を通過する際、DNA鎖（細胞の遺伝子の本体を形成する分子の連なり）が切断されます。

細胞はDNA鎖の修復を試みますが、時に修復に失敗して変異遺伝子となり、「発がんバケツ」に蓄積されていきます。そして、発がんバケツがいっぱいになったとき、体内にがんが発生するのです。

しかも、DNA鎖の切断の頻度は被曝線量に比例するので、被曝線量が多ければ多いほど、後々の発がんの危険性も高まっていくのです。

いまも忘れられない「2人の患者さん」

――ＣＴ検査による「発がん」の危険性は、どのくらいあるのでしょうか。

この点については、海外での研究結果が論文として発表されています。

たとえば、２００４年にイギリスで発表された論文では、日本の場合、放射線検査に起因すると考えられる1年間の発がん件数は７５８７件で、発がん者全体の３・２％を占めているとの結果が出ています。

しかも、この３・２％という数字は、０・６％から１・８％の欧州各国に比べ、飛び抜けて高い数字だと指摘されているのです。

あるいは、２００９年にアメリカで発表された２つの論文では、２００７年に同国で行なわれた７２００万件のＣＴ検査によって、今後、２万９０００人ががんを発症することになると予測されています。

また、サンフランシスコにある４つの病院を調査したところ、ＣＴ検査による被曝線量は医学界が常識としてきた値の４倍にも達し、かつ、被曝線量は病院間で12倍もの開きがあるとの結果も出ています。

未成年者の発がん率が実際に上昇することを示した研究もあります。未成年者では、同じ線量を被曝した場合、発がん率が成人の数倍高くなると考えられていました。

そこでイギリスで、CT検査を受けた大勢の未成年者を追跡したところ、実際に発がん率が高くなっていることが示されました。これらの人たちは、日本だと1回のCT検査で被曝するような線量で発がんしています。

オーストラリアで実施された同様の調査でも、1回のCT検査ごとに、発がん率が16％ずつ上昇していくとの結果が出ています。今後、経過を見る期間が延びるにつれ、この率はもっと高くなっていくでしょう。

ひるがえって日本の現状を見れば、医師も病院も患者の被曝線量の蓄積など一顧だにせず、CT検査も繰り返し青天井で行なわれています。**「とりあえず」「念のため」などを含めたCT検査によって、年間の被曝線量が緊急事態での上限とされている100ミリシーベルトを超えてしまっている患者も何万人といるはずです。**

――慶應病院時代、近藤先生も医師として痛恨の思いをされたそうですね。

とくに2人の患者さんが記憶に残っています。いずれも悪性リンパ腫（ホジキンリンパ腫）の患者さんで、1人は当時20歳のA子さんでした。

僕は欧米での治療方法を参考に、当時の日本では行なわれていなかった腹部も含めた広い範囲の放射線照射を、A子さんに敢行しました。僕の試みは奏功し、5年経っても再発は見られず、A子さんは20年後も通常の生活を送っていました。

ところが、その後、「放射線誘発がん」と思われる乳がんを発症し、最初の放射線治療から30年後、A子さんはお亡くなりになりました。

また、両側の頸部と腋《わき》の下のリンパ節に腫《は》れが見られた当時27歳のB君に対しては、試験開腹のうえ、転移の見つかった広い範囲に放射線を照射しました。

その後、手術から10年が経過しても再発は見られず、大胆な試みでB君の命を救うことができたと、僕は満足感に浸っていました。

ところが、B君を治療して20年が経ったある日、B君のお母様から僕のところに電話があり、「息子は膵臓がんで亡くなりました」と告げられたのです。僕はそれを聞いて息をのむと同時に、B君は放射線誘発がんで亡くなったことを確信したのです。

僕にとって、A子さんもB君も忘れることのできない患者さんです。

アンサー18

それでも検査を受けたいなら「超音波」や「レントゲン」で

「一定の合理性」がある検査とは?

――術後サーベイランスは有害無益とのことですが、なかには「有効」と言っていいケースもあるのではないでしょうか。たとえば、大腸がんの肝転移と肺転移については、ラジオ波焼灼《しょうしゃく》術や胸腔鏡手術で「治癒」が望める可能性があると伺いました。

アンサー13で詳述したように、固形がんのうち、大腸がんの肝転移と肺転移に限っては、治癒の可能性が残る、唯一と言っていい例外です。ただし、その際にも少し指摘したことですが、その可能性は決して高くはありません。

大腸がんの治療ガイドラインなどを見ると、たとえば肝転移を切除した場合の5年生存率は約40％などと書かれていますが、この数字を含めて、治癒の可能性は患者が期待するほど高くはないのです。

まず、すべてに先立つ大前提として、肝転移も肺転移も、多くの場合、転移巣の数が多かったり大きすぎたりして、手術適用可とされるケースがきわめて少ないという事実があります。さらには、仮に手術適用可とされた場合でも、実際に手術で治癒に至る患者の割合は、ザックリ言って、「１００人に数人程度」にすぎないのです。

ガイドラインの数字には再々発患者がかなり含まれており、やがて再々発患者は予後不良で亡くなっていくからです。

つまり、圧倒的多数の患者は最初の関門で弾《はじ》かれてしまうか、手術のかいなく残り九十数人の組に入ってしまうか、このどちらかなのです。

それでも、治癒の可能性に懸けて術後サーベイランスを受けたい、という患者はいるでしょう。その選択には一定の合理性があるので、僕もそこまでは否定しません。

――その場合、術後サーベイランスの方法はCT検査でいいのでしょうか。

アンサー17で詳しく述べたように、CT検査には晩発性発がんの危険性があるので、この場合も転移巣の検索方法としては適切ではありません。

では、CT検査の代わりに、どのような検査方法があるのでしょうか。話を肝転移と肺転移に分けて説明していきましょう。

まず、肝転移については、「超音波（エコー）」を使った検査方法があります。

超音波検査（エコー検査）は、超音波を臓器などの対象物に当て、その反射音波を映像化することで、内部の様子を調べることのできる画像検査法です。

肝臓エコー検査の場合は、腹部にぬるぬるとしたゼリーを塗り、そこに超音波を出す探触子（プローブ）をあてがい、医師や技師がモニターの映像を見ながら探触子を動かすことで、肝臓内部の状態を調べることができます。

この検査方法であれば、CTやレントゲンなどの核医学診断装置を使った検査のように放射線被曝することはなく、安全に肝転移を検索することができるのです。

大腸がん肝転移の経過観察については、「CT検査ではなくエコー検査でやってほしい」と、患者は医師にハッキリと伝えるべきです。

ちなみに、誤解の生じないよう付言しておけば、アンサー13でも指摘したように、**エコー検査で肝転移が見つかって治療を受ける場合、選択すべきは、術死を含めた危険性の高い「手術」ではなく、体への侵襲度が低い「ラジオ波焼灼術」です。**

転移巣を「育てて」様子を見る

――それでは、大腸がん肺転移についてはどうでしょうか。

肺転移の検索にもCT検査が濫用《らんよう》されていますが、こちらも放射線被曝の点で検査方法としてはNG（ノーグッド）です。

ただし、肺転移を見つけ出す検査方法には、肝臓エコー検査のような放射線被曝ゼロの方法はありません。あくまでも次善の策になりますが、この場合は胸部レントゲン検査、それも「正面からの直接撮影1枚」の方法で対処します。

肺がんの集団検診などでは間接撮影が行なわれていますが、間接撮影は直接撮影に比べて解像力が劣ります。もっとも、病院で行なわれる胸部レントゲン検査はもっぱら直接撮影ですので、間接か直接かについては、あまり気にする必要はありません。

他方、直接撮影の場合でも、側面からの撮影は正面からの撮影に比べて被曝量が多くなります。しかも、転移発見にはほぼ役立ちません。

胸部レントゲン検査は両方向から撮影される場合が多いので、「正面からの直接撮影1枚」をリクエストしてください。

ただし、「正面からの直接撮影1枚」といえども、検査を繰り返し受けていると、放射線の被曝量は徐々に蓄積していきます。したがって、検査を受ける頻度としては、「半年に1回」くらいを上限とすべきです。

ちなみに、**胸部レントゲンで大腸がん肺転移が見つかって手術を受ける場合、体への侵襲度の点から、胸部などを切り開く「開胸手術」ではなく、内視鏡を使った「胸腔鏡手術」とすべきです。**

——ラジオ波焼灼術や胸腔鏡手術を受けるタイミングについてはどうでしょう。

この点については、少々の注意が必要になってきます。

というのも、ラジオ波焼灼術や胸腔鏡手術を受けた後、肝臓や肺に新たな転移巣が現れてくることも少なくないからです。そうすると、2度ばかりか、3度、4度と受けなければばならなくなります。

また、同じくラジオ波焼灼術や胸腔鏡手術を受けた後、肝臓や肺以外の臓器などに遠隔転移が現れてくることもままあります。

その場合、がんは何をやっても治癒することのない「本物」だったことになり、残念ながら、ラジオ波焼灼術や胸腔鏡手術を受けたのはムダだった、ということになってしまうからです。

したがって、大腸がんの肝転移や肺転移が見つかった場合は、「転移巣を少し育てて様子を見る」という工夫も必要になってきます。

ラジオ波焼灼術や胸腔鏡手術を受けるかどうかの判断は、再発確認後に多発転移や遠隔転移が起きてこないことを見極めてからでも遅くはないからです。焦って治療に走ると、治療を受けただけ損をするというケースが少なからず存在するのです。

第4章

「抗がん剤」は使い方次第ではないのか

ここが聞きたい！

抗がん剤には、なぜ「百害」しかないのか？

抗がん剤は、切除手術後や放射線治療後の「再発患者」に対する最後の治療手段として常用されている。ただし、抗がん剤の用途は実に広く、術後や放射線治療後の再発予防を目的とした「術後補助化学療法」や、病巣を縮小させてから切除手術を行なう「術前化学療法」などにも盛んに使用されている。

最近では、抗がん剤に放射線を組み合わせた「術前化学放射線療法」も行なわれているが、近藤誠医師は「そもそも、抗がん剤にがんを治す力はない」と一刀両断する。

抗がん剤は、なぜ「百害あって一利なし」なのか——。本章では、抗がん剤の虚実に迫った。

アンサー 19

抗がん剤は「たった1回の投与」で死に至ることもある

生存率曲線は「毒性死曲線」

――「抗がん剤」の最大の問題点は、何と言っても「副作用」ですね。

僕は「副作用」ではなく「毒性」という言葉を使っています。

まず、「副作用」という言葉には「患者が体感できる症状」というニュアンスがあり、がん医者らはこれを逆手に取る形で、抗がん剤治療を躊躇《ちゅうちょ》する患者や家族らの耳元で、「最近は、副作用の少ない抗がん剤や副作用を減らすお薬もあります」などと囁《ささや》きます。

しかし、白血球を破壊する「骨髄抑制」をはじめとして、抗がん剤には患者が体感できない無数の毒性が存在し、それらの毒性の蓄積によって患者を死に至らしめるのです。

実際にも、すべての抗がん剤は「毒薬」か「劇薬」に指定されています。ウソだと思うなら、一度、インターネットで「添付文書」を検索してみてください。そこには、目を覆いたくなるような致命的な「副作用」が列挙されています。

法規上、「毒薬」は経口投与なら体重1キログラムあたり30ミリグラム以下の量で、皮下注射なら同20ミリグラム以下の量で半数の人が死に至る薬剤、と定義されています。

一方、「劇薬」は経口投与なら同300ミリグラム以下、皮下注射なら同200ミリグラム以下で半数の人が死に至る薬剤とされていますが、劇薬も量を増やせば死に至ることに変わりはなく、毒薬との区別は相対的なものでしかありません。

欧米の医学雑誌では、抗がん剤の副作用を表す場合、端的に「毒性」という言葉を用いてきました。

抗がん剤治療による死は、まぎれもない「毒性死」なのです。

——最近は、毒性の比較的少ない「分子標的薬」が、もてはやされていますが。

分子標的薬はがん細胞内の特定の分子を攻撃するため、がん医者らは「従来の抗がん剤よりラク」などと喧伝《けんでん》し、世間一般もそう思い込んでいるフシがあります。

しかし、肺がんの特効薬として登場したゲフィチニブ（商品名イレッサ）は、承認・発売直後から多数の死者を出し社会問題化しました。患者の多くは、肺組織がダメージを受けて生じる「間質性肺炎」で亡くなられたのです。

実は、従来の抗がん剤と同様、分子標的薬も正常細胞を攻撃してしまうのです。がん細胞と正常細胞は同じ遺伝子セットを保有しているため、分子標的薬が攻撃する特定の分子は正常細胞の中にも例外なく存在しています。そのため、分子標的薬の攻撃を受けた正常細胞もまた次々と機能を害されて死滅し、その結果、従来の抗がん剤と同等の致命的な毒性を患者の全身にもたらすのです。

しかも、標準治療の現場では、従来の抗がん剤をやり尽くした後に分子標的薬を使用したり、さもなければ従来の抗がん剤と分子標的薬を同時に使用したりしています。「従来の抗がん剤よりラク」どころか、患者は毒性のダブルパンチにさらされていくのです。

抗がん剤治療を専門とする腫瘍内科医が著した書籍などには、各種の抗がん剤治療を受けた患者の生存率が「カプランマイヤー曲線」と呼ばれるグラフで示されています。

下に凸の形を示すおなじみの曲線は「生存率曲線」と称されていますが、僕に言わせれば抗がん剤による「毒性死曲線」以外の何物でもないということになります。

ゴミはいくら集めても「ゴミ」

——それでも、彼らは「抗がん剤には延命効果がある」と主張しています。

がん医者らが主張する「延命効果」のデータは信用できません。

まず、彼らが根拠とする生存率曲線のグラフを見ると、本来、下に凸の形であるはずの曲線が上に凸の形になったりしています。これは通院しなくなった患者、すなわち死んでいるはずの患者を「生きている」としてカウントするなど、生存率を高く見せかけるためのインチキが行なわれている証拠です。

あるいは、いわゆる「利益相反」の問題もあります。

臨床試験における利益相反とは、「患者の利益を図る義務と責任を有する医師が、製薬会社などから経済的利益を得ること」です。

実際、臨床試験を担当する医師が抗がん剤メーカーから寄付を受け取っているケースは枚挙に暇《いとま》がなく、近年は抗がん剤メーカーの社員が発表論文の著者に名を連ねることも常態化しています。

さらには、比較試験（たとえば古い抗がん剤Aと新しい抗がん剤Bの延命効果を比較する臨床試験など）のデータを解析する際、「メタアナリシス」と呼ばれる統計学的な分析手法がしばしば用いられます。

ところが、そのメタアナリシスは、比較試験のデータに有意差（意味のある差）がなかった場合に行なわれるのです。分析者は似たような比較試験をあちこちからかき集めてきて解析をし直します。

理由は、1000人規模だと有意差が出なかったものが、1万人規模だと統計的に有意差が出たりするからです。

このようにして、メタアナリシスの結果、有意差のなかったデータが有意差のあるデータに仕立て上げられていくのです。

しかし、差が出なかった個々の臨床試験は、学問的には「ゴミ」と一緒です。つまり、メタアナリシスという一連のデタラメは「ゴミはいくら集めてもゴミ」ということになります。

——そもそも、「抗がん剤が効く」とは、どういうことなのでしょうか。

がん医者は、がんが一時期に一定の割合で縮小すると「有効」と判定し、厚生労働省はそれを新たな抗がん剤を承認する際の「基準」にもしてきました。

たしかに、「抗がん剤バージン」の患者に抗がん剤を投与すると、一定程度の患者で病巣が小さくなったり、場合によっては消えたように見えたりします。

しかし、そのような状態は長続きせず、ほぼ例外なく、病巣は抗がん剤耐性によって再び増大してきます。

その後に抗がん剤の種類を変えても結果は同じですが、多くの場合、その間に患者は猛烈な毒性によってバタバタと死んでいきます。

実際、前述したように、**抗がん剤や分子標的薬を投与されて間もなく、毒性死してしまう患者は珍しくありません。なかには、「たった1回」の投与で死んでしまう患者もいるのです。**これが「抗がん剤は効く」といわれることの偽らざる姿なのです。

アンサー20

抗がん剤で「病巣」を小さくしても手術の範囲は変わらない

肛門を残せるはずが「人工肛門」に

――抗がん剤で病巣を小さくしてから切除手術を行なう、いわゆる「術前化学療法」についてはどうでしょうか。たとえば、直腸がんの場合、肛門を温存できるため、「人工肛門」にならずに済む、などと言われていますが。

結論から先に言えば、直腸がんで術前化学療法を受けたとしても、多くの場合、人工肛門になってしまう割合は変わりません。主たる理由は2つあります。

1つは、抗がん剤の「奏効率《そうこう》」の問題があるからです。

奏効率とは「抗がん剤が効く割合」のことですが、直腸がん患者に抗がん剤を投与しても、患者が期待するほど病巣は小さくならないのです。

抗がん剤の種類や投与量などによって違いはありますが、たとえば抗がん剤で直腸がんの大きさが30％縮小する患者は、抗がん剤の投与を受けた患者の1割から3割しかいません。

つまり、**術前化学療法を受けた直腸がん患者の7割から9割は、ムダな抗がん剤治療を受けたうえに人工肛門にされてしまうのです。**

もう1つは、たとえ術前化学療法で病巣が縮小したとしても、いざ手術となった場合、やはり肛門を取られてしまうケースが少なくないからです。

――それは私が聞いていた話とは大きく違います。病巣が縮小すれば切除範囲も小さくなるはずですが、どうして人工肛門になってしまうのでしょうか。

外科医は「抗がん剤をやって、がんが小さくなったら、手術で肛門を残せます」などと説明しますが、僕の知るかぎり、外科医からそう言われて実際に肛門を残してもらえた患者はいません。

実は、外科医は口では術前化学療法を勧めておきながら、内心では「病巣は小さくなっても、がんはそこに残っている」と思っているのです。たとえ目には見えなくなっても、もともとがんがあったところに、がん細胞は必ず残っているはずだ、と。

その結果、術前化学療法をやっても手術の範囲は変わらず、全身麻酔で眠らされているうちに肛門を取られる、という事態がしばしば起こるのです。もし肛門が残せたら、それは化学療法をしなくても肛門を残せたケースでしょう。

この点は直腸がんに限った話ではなく、おおむねどの部位の固形がんであっても、外科医と患者との間で同様のすれ違いが発生します。

数少ない例外と言えるのは肝臓がんです。

肝臓がんの場合、そのままでは取り除くことができない大きさの病巣であっても、術前化学療法によって切除可能となるケースがあるのです。

具体的には、抗がん剤で縮小させた病巣ごと数ミリ大きく切り出すという方法が経験的に確立されつつあります。

ただし、術前に使用される抗がん剤の奏効率が低く、切除手術可となる患者が数割しかいないという点は、直腸がんなどの場合と同じです。

しかも、運よく病巣を切り出せたとしても、治癒に至る患者はごく少数です。多くの場合、その後に肝臓内に再発が現れて再手術に持ち込まれるか、遠隔転移が現れて抗がん剤治療に持ち込まれるか、という運命をたどることになるのです。

すべては手術のための「お膳立て」

――では、「抗がん剤」と「放射線」で病巣を小さくしてから切除手術を行なう「術前化学放射線療法」についてはどうでしょうか。

術前化学放射線療法については、いささか事情が込み入っています。

一般的な化学放射線療法、いわゆる「ケモラジ」については、第5章で詳しく述べますが、これが術前療法として行なわれる場合、外科医の目的はあくまでも手術にあるため、治療そのものが有名無実化してしまう恐れがあるのです。

実は、がん病巣の縮小率が最大になるほどの放射線を臓器にかけてしまうと、多くの場合、その臓器から病巣を取り出す手術ができなくなってしまうのです。

そのため、術前化学放射線療法を行なう場合、外科医は「放射線」の照射量をなるべく手控えようとします。

そうすると、術前化学放射線療法は、事実上、術前化学療法と五十歩百歩ということになってしまいます。

そして、術前化学療法と変わりがない以上、もたらされる結果もこれと同じです。

また、仮に病巣が小さくなったとしても、外科医は手術で大きく切除しようとします。

そして、拡大手術には限界があるため、その後、局所再発や遠隔転移が現れて再手術や抗がん剤治療に持ち込まれるのがオチなのです。

――そもそも、手術を目的とすること自体が本末転倒ですね。

そのとおりです。アンサー19でも指摘したように、抗がん剤治療は「百害あって一利なし」ですが、放射線治療には一定の合理性があります。

たとえば、食道がんでは、食道全摘の手術を受けた場合と放射線治療を受けた場合の治療成績に差はありません。にもかかわらず、多くの患者が外科医の勧めるままに食道全摘に追い込まれています。

一般論として言っても、**放射線でがん病巣を縮小、あるいは消失させることができたならば、その後に重ねて切除手術を行なう必要などありません。放射線治療は手術に代わる治療法であり、それ自体で治療はすでに完結しているのです。**

外科医らは、放射線治療が手術に代わる治療法として広く行なわれるようになると、自分たちの仕事がなくなってしまうという危機感を持っています。

その本能的とも言える危機感が、手術の前処置として抗がん剤治療を行なう「術前化学療法」や、同じく手術の前処置として抗がん剤治療と放射線治療を行なう「術前化学放射線療法」を生み出した、と言っても過言ではありません。

その結果、患者は有害無益な抗がん剤治療や無意味な放射線治療を受けさせられたあげく、最終的には手術で臓器を取られてしまうのです。

あらゆる局面で、外科医の「手術至上主義」にだまされない用心が必要です。

アンサー21

「術後補助化学療法」は再発予防どころか、寿命を縮める

「補助化学療法」にエビデンスなし

――再発予防のために行なわれる「術後補助化学療法」についてはどうでしょうか。大腸がんの手術後、私も主治医から経口抗がん剤の服用を勧められましたが、悩みに悩んだ末、やはり毒性への恐怖には打ち勝てずお断りしました。

その選択は大正解です。大腸がんの術後補助化学療法については、最も新しい２０１４年版の『大腸癌治療ガイドライン』に３つの論文が掲載されています。

それらの論文を読むと、1つは比較試験の方法論などに問題があって論外でした。そして、残る2つの論文のうち、1つには、術後補助化学療法をやった場合とやらなかった場合で生存率はほとんど変わらない、もう1つには、術後補助化学療法をやった場合は、やらなかった場合に比べて生存率が少し高くなる、と書かれていました。

しかし、3つ目のその論文も、抗がん剤メーカーが比較試験に介入していたり、対象患者の追跡調査が不十分だったりと、内容はまったく信用できないものでした。

——私の場合、大腸がん（S状結腸がん）のステージ（病期）は所属リンパ節の2カ所に転移のある「Ⅲa」で、主治医からは「術後補助化学療法を行なった場合、5年生存率でおよそ10％の上乗せが期待できます」と言われたのですが。

森さんの主治医は、術後補助化学療法をしなかった場合の5年生存率、すなわち治癒率を何％だと言っていましたか。

——「84％程度」と言っていました。これに10％が上乗せされれば、治癒率は実に90％を超えますから、受けるべきか断るべきか、悩みに悩んだわけです。

S状結腸がんステージⅢａの5年生存率について、森さんの主治医が口にした「84％程度」という数字が、まずもってアテになりません。

全国のがん拠点病院などから上がってくる治療成績は、5年以内に通院をやめてしまった患者らを「生きている患者」としてカウントするなど、ほぼ例外なく大幅に水増しされているのです。

少し厳しい言い方になってしまいますが、森さんの場合、現実の5年生存率は60％から70％と考えるのが妥当なところです。

また、先ほど言ったように、術後補助化学療法の再発予防効果には信頼に足るエビデンスが存在しません。したがって、森さんの主治医が5年生存率の上乗せ分として示した「10％」という数字にもさしたる根拠はないのです。

百歩譲って、仮に5％の上乗せが期待できるとしてみましょう。

それでも、**100人の患者に術後補助化学療法を行なった場合、5年生存率の上乗せが期待できるのは「たった5人」なのです。つまり、残りの95人は必ずハズレのクジを引くことになり、かつ、抗がん剤による毒性のほうは全員に必発となるのです。**

もっとも、森さんの場合、アンサー8で指摘した手術後の「局所転移」については、すでにクリアしている可能性が高いものと思われます。

また、手術から4年近く、再発を見ていません。大腸がんの場合、たとえば100人に再発があるとすると、手術から1年目に50人、2年目に25人から30人、3年目にはさらに少なく、といった具合に、再発は毎年、先細りになっていくのです。

再発予防のつもりが「毒性死」に

――ほかの固形がんにおける術後補助化学療法についてはどうでしょうか。

再発予防効果が疑わしいことは大腸がんの場合と同じです。

実は、術後補助化学療法を行なわなかったグループと行なったグループの生存率を比較した臨床試験自体が、存在しないか、あったとしてもインチキな試験ばかりなのです。

術後補助化学療法の有効性を確かめるために、これまでどのような比較試験が行なわれてきたのかといえば、たとえば「抗がん剤A」を投与したグループと「抗がん剤A＋抗がん剤B」を投与したグループの生存率を比較するという臨床試験です。

そして、このような比較試験で、「抗がん剤A＋抗がん剤B」のグループの生存率が「抗がん剤A」のグループのそれを上回った場合、抗がん剤Bとともに、抗がん剤Aまでもが「有効」と判定されてしまうのです。

抗がん剤Aにプラス投与した抗がん剤Bが有効なのだから、抗がん剤Aもおそらく有効なのだろうという理屈です。

この理屈自体がメチャクチャなものですが、アンサー19で指摘したように、「抗がん剤A＋抗がん剤B」の生存率が「抗がん剤A」のそれを上回ったとされるデータや分析そのものにも、有意差を出すための数々のインチキが潜んでいるのです。

ちなみに、欧州で行なわれたこの手の比較試験では、1剤使用の場合、2剤使用の場合、3剤使用の場合の生存率曲線がピッタリと重なってしまったことがありました。

グラフが重なってしまったということは、有意差がまったく認められなかったということです。

そのため、この比較試験を分析した論文では、「どれを使っても同じということは、何も使わなくても同じということではないのか。それを確かめるためには、抗がん剤を使わなかった場合と比較する必要がある」旨、指摘されているのです。

——最近は、経口投与のほか、点滴投与による術後補助化学療法も増えてきています。経口抗がん剤は「比較的マイルド」などと言われていますが、その毒性は決して「マイルド」ではありません。

かつて芸能レポーターの梨元《なしもと》勝《まさる》さんが服用を始めてすぐに亡くなってしまったのも、この手の経口抗がん剤です。

このような誤った情報が流布されている背景には、毒性に苦しむ患者が、服用を間引きしたり中止したりしている事実を主治医に告げず、主治医が「経口抗がん剤の副作用はさほど激しくはないようだ」などと勘違いしてしまう、という事情も潜んでいます。

そのうえで、**点滴による投与について言えば、抗がん剤を静脈から直接注入するので、当然、毒性は経口投与の場合より強く激しく出現します。なかには、再発患者への治療と同様、すぐに毒性死してしまうケースも珍しくはありません。**

しかも、手足のしびれや味覚の障害といった後遺症は、術後補助化学療法が終わって運よく再発を見なかったとしても、その後もずっと患者を悩ませ続けるのです。

アンサー22

「副作用は軽減できる」「通院でも受けられる」は疑ってかかれ

「制吐剤」で毒性死が増える理由

――抗がん剤治療を患者に勧める際、医師は決まって「最近は副作用を軽減できる、とてもいいお薬があります」などと説明するようですね。

吐き気を抑え込む「制吐剤《せいと》」をはじめとして、近年、がん医者らの言う「とてもいいお薬」が次々と開発されているのは事実です。

しかし、皮肉なことに、「とてもいいお薬」の登場が抗がん剤による「毒性死」を逆に急増させる大きな要因になっているのです。

たとえば、制吐剤を点滴もしくは服用すれば、多くの場合、患者は吐き気に悩まされることはありません。なかには、まったく感じなくなってしまう患者もいます。

そうすると、どのような事態が生じてくるでしょうか。

よく効く制吐剤がなかった時代には、激しい吐き気に患者が耐えられなくなると、医者は抗がん剤の減薬や中止を検討・実施していました。患者がどれくらい吐き気に苦しんでいるかは、抗がん剤の毒性の程度を知る一種の目安だったのです。

ところが、制吐剤によって患者の吐き気が抑え込まれてしまうと、医者は毒性の程度を量る重要な手がかりを失ってしまいます。患者は苦しさをあまり訴えないので、医者のほうも「まだ行ける」と錯覚してしまいます。

その結果、抗がん剤の投与量も治療期間も次第にエスカレートしていき、突然、致命的な毒性が発現して患者を死に至らしめるのです。

――抗がん剤の毒性は、どのように蓄積されていくのでしょうか。

アンサー19でも触れたように、抗がん剤の毒性には、患者が症状として体感できないもののほうが圧倒的に多いのです。

なかでも、致命的となりやすいのが「骨髄抑制」です。

抗がん剤は患者の骨髄を全身的に破壊します。そして、骨髄が破壊されていくにつれて、ウイルスなどの外敵をやっつける白血球の数が減少していきます。

白血球の数は血液検査で知ることができますが、その数値はあくまでも見かけ上の尺度にすぎません。骨髄破壊がどれくらい進行しているのか、破壊された骨髄が回復してくるのかは、正直言って医者にもわからないのです。

実際、半年間にわたる抗がん剤治療が終了した後、白血球の数が一向に回復してこないなどというケースは、掃いて捨てるほどあります。

そのような場合、仮に白血球を増やす薬を与えても、効果はほとんど期待できません。抗がん剤の毒性によって徐々に進行してきた骨髄破壊が、もはや自力でも他力でも修復不能なレベルにまで達してしまっているからです。

当然、抗がん剤治療中にも、同様の事態は頻繁《ひんぱん》に起こります。

白血球の数が少ないと外敵に対する抵抗力を失い、細菌やウイルスやカビなどに次々と感染していきます。ある日突然、40度を超える高熱が出て、抗生物質もまったく効かないまま重篤《じゅうとく》な肺炎に陥り、あっという間に亡くなってしまうなどのケースは、抗がん剤治療の現場では、むしろありふれた光景なのです。

「同意書にサインしてあります」

――最近は、自宅からの通院で「抗がん剤治療」を受けることのできる「外来化学療法センター」の類《たぐ》いがしきりに宣伝されていますが。

まず、**抗がん剤治療は「百害あって一利なし」なのです。したがって、「入院」でやろうが「通院」でやろうが、有害無益なものは有害無益です。**

そのうえで、近年、「通院化学療法」が急増している最大の理由を一言で表現するならば、病院や医者の側の経済的合理性、平たく言えば「財布の都合」です。

現在の診療報酬制度では、短期間で病床を次々に回転させていかないと、病院の収益が上がらない仕組みになっています。

手術の際の入院期間が短くなってきたのもそのためですが、同じことは抗がん剤治療についてもしっかりとあてはまります。

仮に抗がん剤治療を入院で行なったとすれば、長期間、1人の患者にベッドを占有されることになります。抗がん剤治療を開始する最初の1日や2日ならまだしも、1週間も2週間もという話になれば収益悪化は避けられません。

そこで考え出されたのが、病院内に「外来療法センター」などの専門の施設を設け、そこで抗がん剤治療を行なう「通院化学療法」だったのです。

同時に、抗がん剤治療を受ける患者がこれだけ増えてくると、入院でこれをこなすのは物理的にも不可能になってくるのです。

もっとも、自分たちでせっせと患者を増やし、入院不可能な状況をつくり出したのですから、この点は自業自得とも言えますが。

いずれにせよ、最近しきりにもてはやされている通院化学療法は、患者の立場に立って考え出されたものではないということです。

——通院で抗がん剤治療を受ける患者は、さぞかし不安でしょうね。

前述した制吐剤をはじめとする「とてもいいお薬」は、通院化学療法の場面でも言い訳の切り札として登場します。

がん医者らは「副作用はお薬で抑えられます。あまり心配する必要はありません。何かあったら、すぐに連絡してください」などと、患者に空手形を切るのです。

しかし、病院に電話連絡する余裕すらなく、突如、呼吸困難に襲われたり、心停止に見舞われたりして、そのまま急死してしまうケースは少なくありません。

アンサー19で紹介した「間質性肺炎」は、いろいろな抗がん剤で発症する危険な副作用で、とくに喫煙経験者や肺の状態が悪い人には生じやすいのです。

ところが、すでに間質性肺炎や肺気腫《きしゅ》がある患者にも、どしどし抗がん剤が処方されているのが日本の実情です。

患者が毒性死しても、医者は一言、「それは残念なことでした」と言うだけです。家族がなおも抗議すれば、「抗がん剤治療を受ける際、同意書にサインしてありますよ」などと言い出すかもしれません。

抗がん剤には近づかないことがいちばんです。

アンサー23

明確な意思表示をしないと「抗がん剤地獄」に陥る

「乗り換え治療」で瀕死寸前に

――最近は、腹膜播種《はしゅ》（腹膜にがん細胞が種をまいたように広がっている状態）のある胃がん患者の腹腔に抗がん剤を、体に埋め込んだポートから常時注入する「腹腔内化学療法」も登場しています。外来でもできる、というのがウリのようですが。

胃がんの「腹腔内化学療法」については、現在、臨床試験が行なわれています。

しかし、その結果を待つまでもなく、抗がん剤治療である以上、腹腔内化学療法も延命どころか逆に寿命を縮める、というのが僕の見解です。

そもそも、この腹膜播種を含め、遠隔転移のある「固形がん」は、「睾丸《こうがん》のがん」と「子宮の絨毛《じゅうもう》がん」の2つを除き、抗がん剤治療をしようが何をしようが、治ることはあり得ないのです。

急性白血病や悪性リンパ腫などの「血液がん」は抗がん剤で治癒する可能性はありますが、高齢になって発症した場合は、抗がん剤で治すことが難しくなります。

にもかかわらず、がん医者らは治癒不能な固形がんの再発患者に対しても、「生存期間中央値」なる指標を持ち出しては、「あなたの場合、抗がん剤治療を受ければ、あと2年は生きられます。希望を捨てずに頑張りましょう」などと囁《ささや》くのです。

生存期間中央値とは「ある治療を受けた患者の半数が死亡するまでの期間」のことですが、抗がん剤治療の場合、生存期間中央値は抗がん剤によって毒性死した患者も含んだ生存期間であることに、注意が必要です。

毒薬ないしは劇薬の抗がん剤にあるのは、「延命効果」ではなく「縮命効果」です。つまり、がん医者らがもっともらしく囁く生存期間中央値とは、「抗がん剤の毒性によって患者の半数が死亡するまでの期間」なのです。

ちなみに、「生存期間中央値」という言葉は意味がわかりにくく、がん医者らが患者を煙《けむ》に巻くのに都合のいい言葉になっているフシが見受けられるので、僕はあえて「半数生存期間」という言葉を使うようにしています。

――しかも、最初の抗がん剤が効かなくなると次の抗がん剤、それが効かなくなるとさらに次の抗がん剤と、患者は泥沼に引きずり込まれていきますね。

僕が「乗り換え治療」と命名した、がん医者らの常套《じょうとう》手段です。

抗がん剤が無効かつ有害であることが明瞭な場合でも、彼らは「抗がん剤治療はもう終わりにしましょう」とは言わず、「それでは別のお薬に代えてやってみましょうか」などと水を向け、なおも抗がん剤治療を続けさせようとします。

言うまでもなく、乗り換え治療に引きずり込まれると、抗がん剤の毒性がスピードを増して蓄積されていくため、患者の寿命は加速度的に短くなっていきます。

乗り換え治療を患者に勧める際、がん医者らは「新しい抗がん剤に代えた場合、これまでの抗がん剤に比較して、生存期間は２カ月の上乗せが期待できます」などと説明します。

しかし、乗り換え治療の場合、患者は抗がん剤を初めて使うわけではないので、２カ月の上乗せどころか、それこそ瀕死《ひんし》寸前の状態に追い込まれていきます。

しかも、すでに何度か指摘したように、2カ月の上乗せの根拠とされている比較試験そのものが信頼に足るシロモノではないのです。

医者に下駄を預けたらオシマイ

——ところで、医者から抗がん剤治療を勧められた場合、これをうまく断る方法はあるのでしょうか。私の場合、最後の最後に「やはりやめておきます」と伝えたところ、主治医から「森さんの意思を尊重しましょう」と言われたのですが。

患者が自分の意思を明確に伝えることは非常に重要です。

たとえば、乳がんが見つかった患者が僕と同じような考えを持っている医者のところに行ったとします。僕と同じ考えとは、手術をするなら乳房も乳首も残す、リンパ節廓清《かくせい》はしない、抗がん剤治療は一切やらない、などの方針のことです。

ところが、**この患者が「先生、どうしたらいいのでしょう」などと尋ねてしまうと、医者としては「それでは手術でリンパも取りますか」とか、「手術後に抗がん剤治療をしてみ**

ますか」などと答えざるを得なくなってしまうのです。

というのも、医者のほうから標準治療とは違う治療メニューを提示して、その後に再発を来すなど治療結果が悪いほうに出てしまった場合、医者は治療メニューを提示した際の言質《げんち》を取られる形で、患者から抗議を受ける可能性があるからです。

標準とされる治療法に意味がないと思っていても、患者への説明は苦しいものになります。

逆に、標準治療にある治療メニューを提示して、治療結果が悪いほうに出て抗議を受けたとしても、医者は標準治療という印籠《いんろう》をかざして、「みんなと同じ治療を受けたのだから、運が悪かったのでしょう」と言えば済むのです。

――つまり、患者側が自分の意思で治療メニューを選択し、医師側に明確に伝える必要があるということですね。場合によっては、その旨、一筆したためるとか……。

一筆したためる必要まであるかは疑問ですが、患者側がみずから意思表示しないかぎり、標準治療以外の治療が動き出すことはありません。昔は医者と患者との関係もおおらかでしたが、いまは昔のように阿吽《あうん》の呼吸は期待できないのです。

しかも、がん医者らは平然とウソをつく人種なので、患者側が「どうしたらいいでしょう」だの、「すべて先生にお任せします」だのと言い出そうものなら、医者側は「待ってました！」とばかりに標準治療に突っ走っていってしまうのです。

つい最近も、抗がん剤治療にともなう「脱毛」について、がん医者らのウソが明らかになりました。とりわけ女性にとって、脱毛は深刻な問題です。

乳がんの専門医らが発表した調査結果によれば、乳がんで抗がん剤治療を受けた女性患者の98％が頭髪などの脱毛を経験するなか、抗がん剤の投与終了から2年経った患者の約60％で頭髪の8割以上が回復したが、5年経っても頭髪の回復が3割以下にとどまった患者が約5％もいた、と言います。

これまで、がん医者らは「抗がん剤治療が終われば、髪の毛はやがて元に戻ります」と説明してきました。その説明に根拠はなかったのです。

第5章

「放射線治療」は手術や抗がん剤より安全なのか

ここが聞きたい！

放射線治療のリスクとベネフィット（利益）とは？

周辺の組織もろともに「臓器」を失う切除手術や「百害あって一利なし」の抗がん剤治療に比べ、「放射線治療」には一定程度以上の合理性が存在する。

近藤誠医師もその優位性を指摘してきたが、当然ながら放射線治療にも副作用をはじめとするリスクは存在し、時と場合によっては放射線治療よりも手術が推奨されるケースもあるという。

また、最近では、放射線に抗がん剤を併用する「ケモラジ」も標準治療として盛んに行なわれている。

名医の少ない放射線治療を受ける際の患者側の防衛手段も含め、本章では放射線治療の「なぜ」と「どうすれば」に迫った。

アンサー24

「放射線治療」だけを選べば、無駄死にしないこともある

中村勘三郎さんが教えてくれたこと

——歌舞伎役者の中村勘三郎さん（食道がん）は食道を全摘された後、２０１２年12月にＡＲＤＳ《エー・アール・ディー・エス》（急性呼吸窮迫《きゅうはく》症候群）を発症して亡くなりました。近藤先生は「せめて放射線治療を選択していれば、こんなに早く亡くなることはなかった」と指摘されていますね。

より正確に言えば、「手術と抗がん剤治療を受けずに、放射線治療だけにしていれば」ということになります。

食道全摘は食道の両端を切って胃袋を喉元まで持ち上げて代用食道にするという、過酷きわまりない手術です。この場合、胃袋の噴門《ふんもん》（上部）と幽門《ゆうもん》（下部）の機能が失われるため、少なからぬ患者が「誤嚥《ごえん》」による肺炎を発症します。

勘三郎さんも誤嚥による肺炎からＡＲＤＳを併発して亡くなりました。

勘三郎さんの場合、病巣は頸部《けいぶ》（食道の入り口）付近にあったと言いますから、頸部付近のリンパ節を切除された際に周辺の神経が傷つけられ、嚥下《えんげ》機能をはじめとして、嘔吐《おうと》したときの防御機能などが損なわれていたのだと思います。

死去後の新聞報道などによると、勘三郎さんは術後６日目に激しく嘔吐したうえ、「大量の胆汁が肺に入り、肺が燃えた状態になった」と言います。

誤嚥を起こすと、胆汁だけでなく、膵臓から分泌された消化液も肺に流れ込みます。その結果、肺組織が消化液で溶かされ、肺炎を経てＡＲＤＳに陥るのです。

勘三郎さんがＡＲＤＳを発症した原因は、まず食道全摘手術にあったのです。

――勘三郎さんは術前に「抗がん剤」の投与も受けていたようですね。

実は、勘三郎さんが術後に誤嚥を起こしていたことを報道で知る前、僕は勘三郎さんの

ARDSは「抗がん剤」が原因ではないかと考えていたのです。

というのも、食道全摘術だけでARDSに陥る頻度はかなり低く、海外の研究論文でも頻度は1％と報告されていたからです。

勘三郎さんが100人に1人しか起こらない稀《まれ》な事態に遭遇したとは考えにくく、原因は多くの患者が遭遇する事態、すなわち抗がん剤投与にあったのではないかと思ったのです。

しかし、直接の原因が食道全摘術に起因する誤嚥にあったことが判明した現在もなお、抗がん剤は間接的ながら大きな原因の1つではなかったか、との疑念を持っています。

抗がん剤によって生じる肺炎は主として2種類あります。

1つは細菌やウイルスに感染して発症する一般的な肺炎です。この肺炎は、抗がん剤の毒性によって白血球の数が減るために起こります。

もう1つは、間質《かんしつ》性肺炎と呼ばれる肺炎です。間質性肺炎は、抗がん剤が肺の細胞を破壊し、これに反応して起こる炎症として発症します。

そして、少なからぬがん患者が、これらの肺炎からARDSに陥り、命を落としているのです。実際、がん治療に起因して発症したARDSの致死率は高く、医学論文では60％

から70％にも達しています。

勘三郎さんの命を奪ったＡＲＤＳが食道全摘術と抗がん剤投与という複合的な要因によって生じた可能性は、やはり否定できないのです。

「放射線」の生存率は手術を上回る

――勘三郎さんは治療方法の選択を誤ったということでしょうか。

タテから見てもヨコから見ても、そう言わざるを得ないと思います。

仮に勘三郎さんが手術ではなく放射線治療を選択し、抗がん剤治療も拒否していれば、がんが見つかってからわずか半年で亡くなることはあり得ませんでした。

ただし、その責任の大半は治療を担当した外科医らにあります。

実際、勘三郎さんはテレビのインタビューで「放射線治療もあるが、再発も多いって言うし……」と語っています。この言葉からは、放射線治療を選択肢の1つとして検討していた勘三郎さんを、外科医らが「放射線治療は再発が多い」などと脅して手術に持ち込んでいった様子が、鮮やかに浮かび上がってきます。

もちろん、外科医らが発した脅し文句はまったくのデタラメです。この点は、海外で行なわれた6つの比較試験の結果からも明らかです。

これらの比較試験は、食道がん患者を「手術を行なったグループ」と「放射線治療を行なったグループ」に分け、それぞれのグループにおけるその後の生存率を比較した臨床試験です。

結果は、放射線治療を行なったグループの生存率が手術を行なったグループの生存率を「やや上回る」か「ほぼ同じ」というものでした。

しかも、**放射線治療であれば、何よりも食道を残せるため、治療後、正常な日常生活に復帰できるのです。**

勘三郎さんがこれらの事実を知っていれば、がん医者らに殺されることもなかったのにと、いまさらながら悔やまれてなりません。

――なかには「近藤は自分が放射線の専門医だったから、手術や抗がん剤治療を目の敵にしている」などと、陰口を叩く医師らもいるようですが。

実は、慶應病院（慶應義塾大学医学部講師）を定年退職する1年ほど前、僕は放射線専門医の資格をみずから返上しているのです。理由は2つありました。

1つは、「あいつは放射線医だから」という非難にも関係しています。

僕自身は相手にするほどの話ではないと思っていましたが、そのような「ためにする風評」が患者の治療選択に何らかの影響を及ぼす可能性もあると思い直したからです。

患者の不利益につながるのだとすれば、僕としても看過《かんか》するわけにはいかなかったのです。

もう1つは、放射線医らに対して、半分、愛想が尽きたという思いもありました。

放射線医が外科医の風下に置かれてきたことは事実です。それでも、患者の利益になると判断すれば、僕は躊躇《ちゅうちょ》なく外科医らと戦ってきました。

ところが、僕の元同僚にあたる放射線医も含め、最近はアンサー29で指摘する「粒子線治療」など、患者にとって有害無益な治療ワールドに安住する放射線医も増えてきました。

そんな事情もあって、「そろそろ潮時だな」と判断したのです。

アンサー25

放射線治療は手術よりマシだが、危険も多い

大動脈に穴が開いて「即死」することも

――アンサー24で中村勘三郎さんの例が出ましたが、食道がんの患者がセカンドオピニオンを求めてきた場合、近藤先生は実際に、どうアドバイスされているのですか。

症状のない患者さんには「様子を見たほうがいいのでは」と提案します。

一方、ものが食べられずに痩《や》せてきたなど、症状のある患者さんには「胃ろうをつくるだけにして、手術も放射線治療もしないという手があります」と伝えます。

そして、患者さんが「胃ろうはイヤだ」と言う段階になって初めて、「手術と放射線治療を比べたら、断然、放射線のほうがいいでしょう」とアドバイスします。

僕が「食道全摘より放射線」と強調しすぎたからでしょうか、セカンドオピニオン外来にやって来る患者さんの中には、症状もないのに最初から放射線治療に突っ走っていってしまう方もおられます。

僕の意見を聞いたうえで、患者さんがそう判断した以上、それは仕方のないことですが、放射線治療には危険も多いのです。

実際、若い時分、僕も患者さんを1人、死なせてしまいました。食道がんの治療のために放射線をかけたら、放射線肺炎が一気に出て亡くなってしまったのです。

実は、外科医が頸部や胸部や腹部のリンパ節を根こそぎ手術で取ろうとするように、放射線医も頸部や胸部や腹部のリンパ節に広く放射線をかけようとするのです。

手術で頸部から腹部にかけてのリンパ節を広く廓清《かくせい》した場合、手術による体への侵襲が大きくなって死亡率も高くなります。

また、術死しなかった場合でも、食べ物の呑《の》み込みが悪くなる、声帯の締まりが悪くなる、喉頭蓋《こうとうがい》の動きが鈍って誤嚥しやすくなるなど、手術に起因する合併症の発症率が跳ね上がるのです。

——では、広く放射線をかけた場合、どんな危険があるのでしょうか。

頸部から腹部までのリンパ節に広く放射線をかけた場合、先ほど言ったように、肺への影響として、まず放射線肺炎を発症する危険性があります。放射線肺炎は間質性肺炎の一種で、予後が悪く死亡率がかなり高いのです。

また、心臓に放射線をかけすぎると、心囊《しんのう》炎を発症して、心臓に水が溜《た》まり始めます。そして、水が溜まりすぎると、心臓が動かなくなり、心不全で死んでしまうのです。

さらに、放射線の効きすぎによるアクシデントも発生します。

たとえば、がんが胸部の大動脈に食い込んでいるケースです。その場合、放射線が効いて病巣が消失すると、大動脈に穴が開いて即死してしまいます。

穴が開く危険が予想できるケースで、患者さんが「それでも放射線治療を受けたい」と希望したら、「1回にかける放射線の線量を、放射線医の言う線量の半分くらいにして、少しずつかけてもらってください」と助言しています。

いささか卑近なたとえになりますが、肉の塊を焼くときも、強火で一気に焼くと焦《こ》げてしまいますが、弱火で少しずつ焼けばあまり焦げません。

放射線をかけてもらうときも、肉の塊を焼くときと同じ要領で、ということです。

尿道狭窄、性機能障害、ボケ、発がん……

――放射線治療にともなう危険は、食道がん以外にもあるのでしょうか。

放射線の副作用で言えば、いちばん懸念しているのが前立腺がんです。

放射線治療は短期的には前立腺の摘出手術よりはマシですが、長い目で見ると放射線をかけることで前立腺が硬くなってしまいます。そうなると尿道が狭くなる尿道狭窄《きょうさく》が起きますが、尿道を広げる処置は簡単ではありません。

また、前立腺周辺の神経にかなりの放射線がかかるため、照射から何年か経つと、勃起《ぼっき》不全や射精障害などの性機能障害が出てくることがあります。さらに、前立腺は直腸に隣接しているため、直腸に潰瘍《かいよう》ができることもあります。

そして、最終的に問題となるのが「発がん」のリスクです。**実際、前立腺の放射線治療を受けた患者の何%かに、直腸がんや膀胱《ぼうこう》がんなどの新たながんが発生してくると予想さ**

れています。

前立腺の摘出手術を受けると、何割かがオムツ生活になってしまいます。そのようなリスクを考えると、短期的な副作用という点では、たしかに放射線治療のほうに分があるのですが、長期的には決して推奨できる治療法ではないのです。

したがって、前立腺がんの場合も、やはり「治療をせずに、がんを忘れて生活する」のが、必然的にベストの選択になってくるのです。

さらに言えば、最近、転移性の脳腫瘍が放射線で治療されるケースが増えていますが、線量過多の患者には「ボケ」が現れることも少なくありません。とりわけ、脳に萎縮が見られる高齢者の場合、ボケ発症の確率はグーンと高くなります。

――抗がん剤の毒性と比べた場合、放射線の副作用はどれくらいのレベルになりますか。

あまり意味のある比較とは思えませんが、たとえば、通常は3週間に1度の抗がん剤を、もし今日と明日の2回打つと、数%が毒性で死ぬでしょう。

放射線治療の場合、局部的な照射を10回から30回やるわけですが、全身療法である抗がん剤治療と同じように、仮に局部放射1回分の線量を全身にかけたとしたら、おおむね2

回で半分の人が死に至ります。

目安となるのは白血球をつくる骨髄機能です。抗がん剤治療でも放射線治療でも、正常組織とともに骨髄がやられますが、同じ「2回」の投与と照射でも、放射線は抗がん剤の何倍も強力な破壊力を持っているのです。

——通常、1回の局部照射でかけられる線量はどれくらいなのでしょうか。

2グレイから3グレイです。全身照射の場合はシーベルトで言っても同じで、2グレイの照射が2シーベルト（2000ミリシーベルト）相当になります。つまり、4シーベルトの放射線を全身に浴びると、およそ半数の人が死んでしまうわけです。

リンパ節照射のところでも指摘したように、放射線医には線量過多へと向かいがちな職業的習性があります。それだけに、放射線治療は要注意なのです。

アンサー26

放射線ではなく、手術で病巣を取ったほうがいい場合もある

脳転移を「開頭手術」で切除する

――経過観察中の私に、もし大腸がんの脳転移が出てしまった場合は、ガンマナイフ（脳腫瘍など放射線で病巣を焼く治療）で延命を図りたいと思っているのですが。

僕のセカンドオピニオン外来でも、患者さんがガンマナイフによる治療を希望するのであれば、あえて「おやめなさい」とは言いません。

ただ、ガンマナイフにも、脳がむくんだり、神経麻痺《まひ》が出たりと、施術後に一定の副作用

が出てくる場合があります。最近は、やたらとガンマナイフをする施設が増えましたが、施術者の腕前によっても副作用の出方は違ってきます。

また、仮にガンマナイフで脳内の腫瘍が消えたとしても、その後にまた次々と転移巣が現れてくるケースも少なくありません。

最初の治療から次の脳転移が現れてくるまでの期間が短いほどその傾向が顕著ですが、そのような場合、延べ10個くらいまでならガンマナイフによる繰り返しの処置が可能でしょう。

脳転移は肺がんや乳がんなどで比較的多く見られますが、このような勢いのある脳転移とは逆に、初発巣の治療から何年も経ってポツンと1個だけ、「単発」の形で脳転移が現れてくるケースもあります。

このような場合、現在の脳転移がこの1個だけに限られている可能性の高いこと、また今後に新たな脳転移が出てくる可能性の低いこと、などが経験的に知られています。

そして、**僕のセカンドオピニオン外来にこのような患者さんが相談にやって来た場合には、概略、「ガンマナイフで脳転移を叩くのではなく、開頭手術で切除してしまう手もあります。脳転移の場合、1回限りの手術でそっくり取れるなら、そのほうがいいケースもあ**

るのです」などとアドバイスしています。

――これはちょっとしたニュースかもしれません。近藤先生が切除手術をオルタナティブ(代案)として提示されるのを初めて耳にしました。

ただし、これにはいくつかの条件がつきます。

いま言ったように、まずは現れた転移巣の数が1個に限られていること、それから初発巣の治療からかなりの期間が経過していること、さらに言えば、転移巣の成長のスピードがゆっくりであること、などが前提になってきます。

たとえば、5ミリとか1センチとか、小さな転移巣が見つかった場合には、目に見えない転移がほかに潜んでいる可能性が高くなります。また、転移巣が急激に大きくなってくるような場合、その後に次々と転移巣が現れてくることが少なくありません。

したがって、実際に開頭手術ができるのは、「初発巣の治療から何年か経過した後、3センチとか4センチといった脳転移巣が1個だけ見つかった」というケースに限られてきます。

この大きさの転移巣があるにもかかわらず、脳内にほかの転移巣が認められないとすれば、今後、新たな転移巣が現れてくる可能性は低いと考えられるからです。

逆に、この大きさの脳転移巣をガンマナイフで叩こうとすると、神経障害が生じやすく危険です。そのリスクを考えたとき、患者が望むならば、場合によっては開頭手術という選択肢もあり得る、ということなのです。

「ガンマナイフ後の抗がん剤」はタブー

――ガンマナイフに話を戻すと、脳転移に対する放射線治療後、抗がん剤治療を勧められるケースも少なくないと聞いているのですが。

ガンマナイフに限らず、脳転移を放射線で治療した後、抗がん剤による治療を受けると、かなりの高率で重篤な脳障害が現れてきます。

脳の血管には、「血液・脳関門」と呼ばれるバリアーがあります。このバリアーは顕微鏡でも見えない微細なものですが、有毒物質を脳組織に入り込ませないための「関所」の役割を果たしています。

ところが、脳に放射線をかけると、このバリアーが破壊されてしまうのです。しかも、いったん壊れてしまったバリアーは永久に修復されないため、抗がん剤治療を受けると、抗がん剤が脳組織にどんどん流れ込んでいくことになります。

その結果、抗がん剤によって脳組織が次々と破壊され、重篤な脳障害が起こってくるのですが、脳障害は1回の抗がん剤注射でも発症する場合があります。

脳転移に対する放射線治療後の抗がん剤治療は「絶対的禁忌《きんき》」なのです。

――ガンマナイフによる治療は、原発性の脳腫瘍にも可能なのでしょうか。

神経腫瘍などの良性腫瘍にも使われていますが、基本的には転移性の脳腫瘍に限って用いられます。

原発性の脳腫瘍については、ほかの固形がんと同様、治療を受けること自体に意味があるのかどうか、僕は疑問を持っています。

僕のセカンドオピニオン外来にも、脳腫瘍の中でも最もタチが悪いとされているグリオブラストーマ（神経膠芽腫《こうがしゅ》）の患者さんが相談に来られることがあります。

その1人は、人間ドックの脳検査で異常が見つかり、脳外科で精密なMRI検査（磁気共鳴画像検査）を受けたところ、グリオブラストーマと診断されたと言うのです。

グリオブラストーマは、一般的に行なわれている手術＋放射線治療でも治らず、治療から10年後の生存率はほぼゼロです。

この患者さんの場合、人間ドックでたまたま見つかったケースだったので、「無症状の方が治療を受けると、神経症状をつくり出すだけです。病巣が前頭葉にある場合、人格が変化することもあります」と説明しました。

また、患者さんが「このまま放っておくとどうなりますか?」と尋ねるので、「人間ドックで発見された無症状のグリオブラストーマは、症状が出てくるまでに何年もかかるケースがあります」とお答えしました。

患者さんは納得され、「治療を受けずに様子を見ることにします。人間ドックなど、やらなければよかった」とおっしゃって、帰っていかれました。

がんの場合、治療云々の前に、「知らぬが仏」ということも意外に大切なのです。

アンサー27

医者が勧める「放射線と抗がん剤の併用」は命の危険がある

「生存率」は放射線単独と同じ

——手術を拒否して「放射線治療」を選択した場合、医師から「抗がん剤」の併用を勧められるケースが増えているそうですね。

がん医者らの間で「ケモラジ」と呼ばれている「化学放射線療法」ですね。ケモラジは化学療法（ケモセラピー）と放射線療法（ラジオセラピー）を掛け合わせた業界用語で、抗がん剤を使うことを「ケモる」などと言ったりもします。

化学放射線療法では、放射線治療の効果を高めるために抗がん剤が使われます。対象となるのは食道がん、膀胱がん、子宮頸がん、肺がん（非小細胞）、各種の頭頸部がんなどですが、問題となるのは「抗がん剤の併用は本当に必要なのか」という点です。

たとえば、喉頭がんのⅢ期患者とⅣ期患者を対象とした比較試験では、「放射線＋抗がん剤」のグループの非再発率（放射線照射範囲内で局所再発が出なかった割合）が「放射線単独」のグループの非再発率を少しだけ上回るとともに、局所再発率が低い分だけ喉頭を残せる率（つまり発声機能を残せる率）が少し高くなりました。

このことは、「非再発率」の点では、抗がん剤を併用することによって、放射線治療の効果が高まったことを意味しています。

しかし、治療の効果を判定するための最大のメルクマールは「生存率」です。患者の寿命の長短を決定づけるのは遠隔転移の有無であり、遠隔転移の有無は治療開始前にすでに運命づけられているので、局所再発における非再発率は決定打とはならないからです。

そこで、右の比較試験における対象患者の「生存率」を比べてみると、「放射線＋抗がん剤」のグループのそれと「放射線単独」のグループのそれは同じでした。

――つまり、生存期間の面では抗がん剤の併用に意味がない、ということですね。

加えて、**抗がん剤を併用すると、合併症や後遺症が増加し、かつ、重篤になります。最大の合併症である「治療死」が増えるだけでなく、喉頭がんや咽頭がんの場合、嚥下《えんげ》機能障害が生じて食事がとれなくなるとの理由で、治療前に胃ろうを造設されるでしょう。**

化学放射線療法後にも嚥下機能障害が改善せず、永久に胃ろうに頼らなければならなくなるなど、実に4割が重篤な後遺症に苦しめられているという研究があります。

肺がんの場合には、さらなる注意が必要になってきます。

がん医者らが化学放射線療法を勧める場合、その肺がんはかなり進行しているはずです。加えて肺がん患者は、発がん原因である大気汚染や喫煙によって、正常部分の肺組織もダメージを被っているため、抗がん剤による肺毒性が強く出て、間質性肺炎で死亡する可能性が高いのです。

当然ながら、肺がんの場合も、患者の寿命の長短を決定づけるのは遠隔転移の有無であり、遠隔転移があるかないかは、治療開始前にすでに運命づけられています。

したがって、化学放射線療法で局所を徹底的に叩こうとするのは賢明とは言えません。

その肺がんが「がんもどき」であればそもそも治療の必要はなく、「本物のがん」であれば治療の苦痛を受けるだけ損だからです。

僕のセカンドオピニオン外来でも、患者さんが肺がんの治療を希望している場合は、抗がん剤は併用せず、放射線単独にすべきだと、お伝えしています。

「放射線だけなら出ていけ！」

——アンサー20では直腸がんの術前化学放射線療法についてうかがいましたが、直腸がんの場合、「術前」ではない「化学放射線療法」もあるのでしょうか。

ありますす。直腸がんに化学放射線療法を行なうと、放射線と抗がん剤のワンセットで4割くらいの患者の病巣が消失します。

もちろん、がんのタイプによって、奏効率には差があります。

たとえば、病巣がカリフラワー状に盛り上がったような隆起タイプのがんは、一般的に化学放射線療法がよく効く傾向にあります。

反対に、病巣が陥没しているような潰瘍タイプのがんは、化学放射線療法があまり効かない傾向にあります。

ただし、約4割の直腸がん患者に効くと言っても、「それでは、約6割の残りの患者はどうなの？」という話が、表裏一体の問題として常に存在するわけです。残りの患者は、放射線と抗がん剤による副作用と毒性だけを被ることになるからです。

さらに、**化学放射線療法が効いた約4割の患者の中には、その後に再発が明らかになってくる患者が含まれています。その再発組を差し引くと、化学放射線療法が奏効するのは直腸がん患者の3割程度にすぎないのです。**

そして、その約3割の患者においても、放射線と抗がん剤による副作用と毒性のほうは必発なのです。

したがって、直腸がんの場合も、「放射線治療にあたっては、少なくとも抗がん剤の併用は避けるべきである」というのが僕の見解です。

——しかし、医師は抗がん剤の併用を頑強に勧めてくるのではないでしょうか。

たしかに、抗がん剤の併用は大きな問題だと思います。

僕のセカンドオピニオン外来の患者さんにも、関西にある有名ながん拠点病院で「放射線治療はやりたいと思いますが、抗がん剤の併用はやめておきます」と意思表示したところ、担当の外科医から「放射線だけなら出ていけ！」と言い放たれた方がいました。

患者が治療を望んでいる場合、医師法上、医者はそれを拒否できません。関西のこのがん医者の振る舞いは人道的にも法律的にも許されない暴挙ですが、残念ながら、このような暴言を吐くがん医者が少なくないのも、また偽らざる事実です。

そこで、僕のところにやって来る患者さんには「放射線だけをやってくれる医者を探しなさい」と助言すると同時に、どこの病院のどこの医者ならやってくれそうか、についての相談にも応じることにしています。

しかし、それでも必ず施行してくれるとは限りません。

そのため、僕は「抗がん剤の併用を本当に望まないなら、医者から何を言われても『嫌だ』『受けたくない』『やめてほしい』と言い続けないとダメですよ」と、患者さんに念を押すことにしているのです。

自分の寿命に関わることですから、一歩も引かない覚悟と気迫が肝要です。

アンサー28

名医が少ない放射線治療は線量と回数を8掛けに

乳腺外科医らが仕組んだ「犯罪」

——手術や抗がん剤治療に代わる最初の治療法として、放射線治療には一定の合理性と存在意義があると思います。しかし、日本では、存在感のありすぎる外科医に比べて、放射線医の影が薄いように思えるのですが。

アンサー24でも指摘したように、放射線医は外科医の風下に置かれてきました。そのことと外科医の横暴とを象徴する「ある事件」についてお話ししましょう。

1980年代後半のことです。

当時、僕は慶應病院の放射線医として、乳がんの乳房温存療法に取り組むとともに、これを世に広めようとしていました。

そんなある日、乳がん患者のSさんが慶應病院の外来受付を訪れ、「近藤先生に診てもらいたい」旨、係の者に伝えました。

ところが、彼女は受付から乳腺外科に回され、そのまま外科病棟に入院させられてしまったのです。

その後、手術の準備が進められるなか、外科医から「乳房を切除する」と言われて不安になった彼女は、「近藤先生の意見を聞いてもらえましたか」「近藤先生は何とおっしゃっていましたか」と、外科医やナースらに何度も尋ねていたと言います。

ところが、外科医やナースらは彼女の訴えを無視。もちろん、僕は、乳腺外科でそのような事態が進行していることなど、知る由《よし》もありませんでした。

そうして迎えたある夜、帰り支度をしていた僕は、地下1階の核医学検査室から明かりが漏れているのに気がつきました。

明かりの消し忘れかなと思って立ち寄ってみると、中に看護学校生でアルバイトをしているA子さんがいました。

そして、検査台帳を整理していた手を止めたA子さんは、思いつめたような表情をしながら、乳腺外科で起ころうとしている事態を僕に知らせてくれたのです。


――A子さんは何と言って知らせてくれたのですか。


「私が看護実習で回っている外科病棟にSさんという乳がんの患者さんがいて、近藤先生のお名前をしきりに口にしているのですが、ご存じですか」と聞くので、「知らないよ」と答えると、A子さんは「えーっ、本当ですか」と大きな声を上げました。

A子さんから、これまでのいきさつとSさんの手術が間近に迫っていることを伝え聞いた僕は仰天し、「明日、外科病棟に入院しているSさんを放射線科の僕の診察室にこっそり連れてきてくれませんか」と、A子さんにお願いしました。

翌日、Sさんを診察すると、乳がんは早期のもので、乳房温存も可能でした。彼女も乳房温存を希望したので、僕は彼女の手術を知り合いの医師に依頼しました。

残る問題はSさんをどう退院させるかでした。

外科医らはおそらく「乳房切除のほうが安全だ」「温存療法では命の温存はできない」な

どとSさんを脅して引き留めるに違いないと考えた僕は、Sさんを病棟から「夜逃げ」させようかとも思いました。

しかし、Sさんがコソコソする必要はないと考え直して、Sさんを正面玄関から正々堂々と退院させることにしたのです。

いまでも僕は、外科医らがSさんにしようとしていた行為は「犯罪」と言われても仕方がないと思っています。

放射線医を頭から信用しないこと

――裏を返せば、それだけ放射線医の地位が低かったということですね。

そのとおりですが、現在は放射線治療の利点が再認識されるなか、これまでとは違った問題も生じてきています。

もともと放射線医や放射線物理士（治療の精度管理などを担当）のなり手が少なかったところに治療を希望する患者が増えたため、線量計算を誤って、少なからぬ患者に放射線を過剰照射してしまうなどの医療事故が発生してきているのです。

放射線医の「数」とともに、「質」にも問題があります。

日本では、放射線医でなくても、放射線治療の指示を出すことができます。実際、放射線の知識のほとんどない医者が放射線治療を担当している病院もあるのです。

制度上、日本では、医師免許さえあれば、何を診療してもいいことになっています。たとえば、外科が専門であるはずの医者が開業する際も、看板に内科、小児科、皮膚科などの診療科を掲げることはまったくの自由なのです。

欧米では考えられないことですが、このような日本独特の制度に阻まれる形で、ダメな医者を追い出すことができないのです。

なかでも、放射線医は数と質で劣る状況に加え、がんの末期患者を引き受けさせられるなど、外科医らの下請けのような仕事をさせられてきました。

がんの3大治療の一角を担いながら、放射線医に人格と識見に優れた「名医」と呼ばれる医者がなかなか見当たらないのも、そのためなのです。

――放射線治療を受けたい患者にとっては困った状況ですね。「名医」があまり見当たらないとすると、患者としてはどのような点に留意したらいいのでしょうか。

まず、**放射線治療を担当する医者を頭から信用しないことです。担当医が年配であっても、必ずしも安心はできません。年配の放射線医のなかには、治療がいい加減に行なわれていた時代のやり方を引きずっている医者も少なくないからです。**

また、担当医が若い場合も、安全とは限りません。

若い医師はがんを叩きたいという気持ちが強い分、患者に多めの線量をかけがちになるからです。患者を放射線障害で苦しめた経験に乏しいため、線量を多くしたいという気持ちに抑制がかからないのです。

したがって、患者は自分で防衛するしかありません。

放射線治療の計画内容は事前に知ることができます。そこで、治療開始前に、1回あたりの線量、総線量、照射範囲、障害発症の可能性などについて、担当医に説明を求めるとともに、納得がいかない場合はセカンドオピニオンを求めるべきです。

ちなみに、僕が最も簡明な防衛手段として患者さんにお勧めしているのは、「回数ないし線量を医者が示した治療計画の8掛けに留め置く」です。

第6章

「先進医療」や「代替療法」に希望はないのか

ここが聞きたい！

先進医療や代替療法の「実力」のほどは？

がん治療には、これまでに指摘した3大標準治療（手術、抗がん剤治療、放射線治療）のほか、3大標準治療の延長線上に位置する最先端の「先進医療」や、3大標準治療や先進医療に代わる「代替療法」なども存在する。

ところが、これらの先進医療や代替療法に対しても、近藤誠医師の舌鋒は鋭く、かつ、どこまでも手厳しい。

粒子線治療に代表される先進医療は、なぜ「有害無益」なのか。また、免疫療法に代表される代替療法は、なぜ「詐欺まがい」なのか。

本章では、がん患者に関心の高い食事療法や免疫抗体薬なども含め、がん治療の最前線をめぐる「なぜ」に迫った。

アンサー29

「粒子線治療」は期待外れ。通常のエックス線照射で十分事足りる

重粒子線で頬に硬貨大の「穴」が

――最近は先進医療、なかでも「粒子線治療」が話題になっていますね。

これまで放射線治療にはエックス線が用いられてきましたが、エックス線を人体に照射した場合、線量は体表面や体浅部などで高く、体深部に行くにつれて漸減《ぜんげん》します。そのため、体深部にあるがん病巣への効果のほどが問題になっていました。

そこで注目されたのが「粒子線」です。粒子線である「陽子線」や「重《じゅう》粒子線」の場合、

線量は体表面や体浅部などで低く、体深部に線量のピークが来るのです。

その後、この粒子線をがん治療に応用するために、専門の治療施設の整備が進められてきました。費用が完全自費（保険適用外）で３００万円前後にも上るため、粒子線治療の費用をカバーする民間のがん保険も次々に登場しています。

しかし、「陽子線治療」も「重粒子線治療」も「期待外れ」であったことが明らかになりつつあります。

事実、これまで数千人に上る患者を治療してきたにもかかわらず、生存率は従来のエックス線による治療成績を超えられずにいるのです。

陽子線治療は、日本では、作詞家のなかにし礼さんが食道がんの治療にこれを選択したことで、一躍、注目を集めました。

しかし、海外での評価は驚くほど低く、アメリカの放射線治療医でつくる学会がこれまでの治療データを分析したところ、肺がん、頭頸部がん、消化器がん、肝がん、前立腺がんなど、放射線治療の対象となる大半の固形がんにおいて、粒子線による治療成績が従来のエックス線によるそれを上回ることはなかった、との結果が出ているのです。

残念なことですが、なかにし礼さんの食道がんも再発しました。

――重粒子線治療には、治療に伴う「危険」も指摘されていますね。

重粒子線の場合、一定線量あたりの殺細胞効果がエックス線の何倍にも上るのです。そのため、通常の放射線治療では治せない難治性がんへの効果が期待されていたのですが、重粒子線の持つ殺細胞効果は、がん細胞だけでなく正常細胞にも及びます。

その結果、患者がどれほど悲惨な障害を抱え込むことになるか――。

慶應病院時代、僕が診た患者さんの場合、千葉県千葉市にある放医研（放射線医学総合研究所）で口腔内のがんを重粒子線で治療した後、口の開閉をつかさどる筋肉が収縮、硬化してしまい、口がわずか数ミリしか開かなくなってしまいました。

そのため以後は、流動食しか食べられなくなってしまったのですが、その後、患者さんから連絡があり、重粒子線をあてた部分の頬《ほお》に凹《くぼ》みが現れ始め、ついには頬に硬貨大の穴が開いてしまった、と言うのです。

「頬に開いた穴から流動食が漏れ出してしまうため、いまは穴を手で押さえながら流し込んでいます」ともおっしゃっていました。

言うまでもなく、この患者さんのケースは氷山の一角の、そのまた一角にすぎません。放医研にも、さらに悲惨なケースを含めて、重粒子線治療によって重篤な障害を抱え込んでしまった患者は数多くいると聞いています。

重粒子線治療は、まさに「牛刀をもってニワトリを割く」なのです。

ホウ素中性子捕捉療法は「古い先進医療」

――となると、放射線治療を受けたい患者はどうすればいいのでしょうか。

まずは、優位性のない陽子線治療にも、危険な重粒子線治療にも、手を出さないことです。ならば何を選べばいいのかと言えば、エックス線照射装置として一般的に知られている「リニアック（直線加速器）」で十分に事足ります。

リニアックは何十年も前から使われており、現在、多くの病院がこの装置を備えています。また、リニアックによる治療であれば、保険もすべて適用されるのです。

さらに言えば、最近はリニアックの技術革新にも目覚ましいものがあり、線量の低いエックス線を前後、左右、斜めから同時に照射し、照準を合わせた標的（がん病巣）にエックス線を重ねて集中させる「定位放射線治療」も登場しています。

定位放射線治療は「3次元照射」「ピンポイント照射」などとも呼ばれますが、ビームごとの線量を調整できる「強度変調放射線治療（ＩＭＲＴ）」もこの方式の進化型です。

また、ガンマナイフ（頭蓋《とうがい》部のみ）に比べて用途の広い「サイバーナイフ（頭頸部と体幹部）」も定位放射線治療の一種ですが、高線量が照射されると危険な組織や臓器が標的の近傍にある場合は、リニアックによる通常の照射を選択するのがベターでしょう。

いずれにせよ、基本となるのはリニアックです。

第５章でも指摘したように、放射線治療そのものがリスキーな治療ですから、治療を受けようとする場合は、どの方法を選択するのかを含めて、慎重な事前検討が必要になってきます。

――最近は「ホウ素中性子捕捉療法」もテレビで紹介されていますが。

ホウ素化合物を患者に投与し、ホウ素ががん病巣に集まったところで、「熱中性子線」を照射する、という治療法です。

正常細胞がホウ素をあまり取り込まないのに対し、がん細胞はホウ素をたくさん取り込みます。

そこで人体にほぼ無害とされる熱中性子線を照射すると、がん細胞の内部でホウ素と熱中性子線による核反応が生じ、核反応によって発生したアルファ線などががん細胞のみを殺す、という触れ込みなのですが、効果には疑問符がつきます。

この治療法は臨床試験の段階にあるため、有効と言っても、証拠はケースリポート（症例報告）しかありません。1人に効いたと騒いでみても、99人はハズレかもしれないのです。

実際、僕のセカンドオピニオン外来にも、ホウ素中性子捕捉療法を受けたことのある患者さんが来られましたが、まったく効いていませんでした。

さらに、**ホウ素中性子捕捉療法は、体浅部《たいせん》部にあるがん病巣でないと、なかなかうまくいきません。いまのところ、体深部まで熱中性子線を届かせる方法がないのです。**

そもそも、このホウ素中性子捕捉療法の研究は、僕が研修医になる前から行なわれていました。テレビなどではこれを「先進医療」として紹介しているようですが、正確に言うならば「古い先進医療」としなければならないでしょう。

要するに、これだけ長く研究を続けてダメなものは今後もダメということです。

アンサー30

法外な治療費の「免疫療法」は効果がない詐欺商法

「NK細胞」の殺傷能力には限界がある

——がんの「代替療法」の代表選手に「免疫療法」があります。近藤先生が「免疫療法は無効」と主張される最大の根拠はどこにあるのでしょうか。

「免疫」は細菌やウイルスや毒素などの「異物」、すなわち「非自己」による攻撃から身を守るための防衛システムです。

しかし、がん細胞は正常細胞の遺伝子が変化した「自己」であり、免疫は基本的に「自己」に対しては攻撃をしかけません。

ただし、免疫はがんに対してまったく無力というわけでもありません。

たとえば、免疫システムの最前線にいるＮＫ《エヌ・ケー》細胞（ナチュラルキラー細胞）が体内で誕生したがん細胞を退治している可能性は否定できません。がん細胞の表面から特殊なタンパク（一種の旗印）が消失していると、ＮＫ細胞がそのがん細胞を「異物＝非自己」と認識して、攻撃を仕掛けている可能性があるのです。

にもかかわらず、がんが腫瘤《しゅりゅう》を形成するまでに育った場合、がん細胞の表面にある特殊なタンパクは、やはり少ないか消失している、という事実が多々観察されています。ＮＫ細胞に攻撃されやすい状態のなか、がん細胞は大きく育っていたのです。

この事実は、ＮＫ細胞のがん細胞に対する殺傷能力には限界があること、そのため免疫システムはしばしば突破されてしまうこと、などを意味しています。

直径１センチのがん病巣には、10億個のがん細胞が詰まっています。がん細胞が数個から数百個のときにこれを叩けなかった免疫が、10億個以上になったがん細胞を叩けるはずがないのです。

——にもかかわらず、ちまたには免疫細胞療法、樹状細胞ワクチン、ペプチドワクチン、爪もみ療法などの看板を掲げた「がん免疫クリニック」の類いがあふれています。

いずれもNK細胞のがん殺傷能力などに着想を得た「インチキ療法」であり、アンサー31で述べる「命がけの免疫療法」などとは似て非なるものです。

実は、欧米でも、この手の免疫療法が取り沙汰されたことがありました。

しかし、数多くの臨床試験が行なわれた結果、がんに対する治癒効果も延命効果もなんら認められなかったことから、欧米ではすでに見限られてしまっているのです。

戦前、不動産業は「千三《せんみ》つ」と呼ばれていました。

「およそロクな物件がないのだけれど、千件斡旋《あっせん》したうち三件まとまれば商売になる」と言われていたことに由来しているそうです。

僕はこれになぞらえて、「免疫療法」を掲げての医者らの金儲けを「千三つ商売」と呼んでいます。本当のことは千のうち三つしか言わない、という意味も込めています。

要するに、インターネット上にもあふれている「免疫クリニック」の類いは「詐欺商法」ということです。

そもそも、霊感商法ではあるまいし、ネットで集めた患者に「説明会」と称して「セミナー」を開催していること自体、いかにも怪しげです。

なぜ事前セミナーが開かれているかというと、患者1人ひとりにいちいち説明する手間が省け、かつ、脈がある患者だけをふるいにかけられるからで、まさに千三つ狙いです。

こんなことを欧米でやろうものなら、一発で「医師免許剥奪《はくだつ》」になります。

「全財産」を巻き上げられた患者

——実際、免疫療法をうたうクリニックのホームページなどを見ると、まさに「法外」としか言いようのない治療費の高さに驚かされます。

たとえば、東京を拠点に全国展開している老舗クリニックの場合、設立以来、2万人近い患者を治療してきたと言います。

しかも、同クリニックは50を超える一般病院や診療所などとも連携していると言いますから、連携先で行なわれた治療も合わせれば、グループ全体が関わった患者の総数は途方もないものになるはずです。

当然ながら、治療費は保険適用外の全額自己負担です。1回につき数十万円の治療が、6回で1コースとか、12回で1コースなどのセットで実施されるため、1コースで200万円から300万円もの料金を支払わされることになります。

しかも、1コースのセット治療が終わると、医者やスタッフらが言葉巧みに誘いかけ、さらに何コースも治療を受けさせるのです。

その結果、合計で1000万円、2000万円もの治療費を巻き上げられる患者も少なくはなく、奥様に亡くなられたあげくに、4000万円もの借金を背負ってしまった患者さんの話も耳にしたことがあります。

さらに言えば、**ここ数年、治療費の相場もインフレ傾向にあり、1コースで400万円もむしり取るクリニックも登場しています。**

詐欺商法とはいえ、これまではどこか後ろめたさや恥じらいを感じながらやっていたのが、最近は、恥も外聞も後ろめたさもかなぐり捨てて金儲けに突っ走る輩《やから》が増えてきているのです。

実際、つい最近、被害患者の弁護士から医師としての意見を求められました。

——その方は、どんな被害に遭われたのですか。

数年前に早期胃がんが見つかった70歳代の独り暮らしの男性です。

クリニックの医者らの勧めるままに治療を受け続けていたところ、老後の資金として貯《た》めていたお金を巻き上げられてしまったそうです。被害総額は実に3000万円近くにも達し、男性は財産のほぼすべてを失ったということでした。

男性の胃がんはステージⅠと診断されていたそうです。

それは「がんもどき」にまず間違いないのですが、男性は外科医に「手術で胃袋を取る」と言われて慌てふためき、免疫クリニックに駆け込んでしまったというのです。

男性が全財産を使い果たす直前、クリニックの医者らはカルテに、「効いていないようだ」などと書き込んでいたと言います。

もともとが「詐欺まがい」の治療ですから、「効かない」のは当然ですが、クリニックの医者らはこの期に及んでもお金を巻き上げようとしていたのでしょう。

かつては、このような案件が僕のところに持ち込まれるたびに、弁護士の求めに応じて医師としての鑑定意見書を書いていました。いまは時間がないので、意見を述べるだけにしていますが、何よりも大切なのは患者自身の用心です。

アンサー31

本当の免疫療法は命がけ。夢の新薬「免疫抗体薬」も危険がいっぱい

「治癒率16％」に潜む死のリスク

――近藤先生は「本当の免疫療法は命がけ」とも指摘されていますね。

アンサー30で指摘した「インチキ免疫療法」と「本当の免疫療法」を峻別《しゅんべつ》するため、まずは以下の3点について注意喚起しておきます。

第1に、**がんが「本当の免疫療法」で治ることはあります。しかし、現実的にはメラノーマ（悪性黒色腫）と呼ばれる皮膚がんに限られます。**

第2に、メラノーマのすべてが治るわけではなく、そのごく一部が治るだけです。

第3に、本当の免疫療法は、強力な抗がん剤を併用するため、副作用や毒性が非常に強く発現し、治療が原因で死に至る患者も発生します。

では、「本当の免疫療法」とは、どのようなものでしょうか。

この治療法を研究・開発したのはスティーブン・ローゼンバーグというアメリカの外科医です。その間に試されたさまざまな治療法については説明を省きますが、ローゼンバーグが最終的に到達した「本当の免疫療法」は「TIL《ティー・アイ・エル》療法（腫瘍組織浸潤リンパ球療法）」に「抗がん剤の投与」と「12グレイの全身放射線照射」を組み合わせたものです。

このうち、「TIL療法」とは、免疫細胞が減っている体内に、腫瘍（がん）から採取して培養したリンパ球を戻し、腫瘍組織浸潤リンパ球（腫瘍の中のリンパ球）の中にいるT細胞（免疫細胞の一種）を活躍しやすくしてやる、という治療法です。

また、この「TIL療法」に「抗がん剤の投与」と「放射線の照射」を組み合わせた目的は、抗がん剤と放射線で免疫細胞のほとんどを死滅させることで、腫瘍組織リンパ球を人工的に注入した後のT細胞をのびのびと活躍させるためです。

――「本当の免疫療法」の結果は、どのようになりましたか。

ローゼンバーグが25人のメラノーマ患者に対してこの治療法を実施した結果、完全反応（腫瘍が検査で見えなくなるまで縮小すること）を示した患者が4人（16％）、部分反応（腫瘍が一定程度まで縮小すること）を示した患者が14人（56％）で、完全反応と部分反応を合わせた18人（72％）の患者に効果が見られました。

ローゼンバーグは、この治療法によって、臓器転移のある不治のメラノーマ患者に治癒をもたらしました。

免疫療法の意義を確立した点で、注目すべき功績と言えますが、当然のことながら、この治療法には限界や問題点もあります。

たとえば、メラノーマであっても、すべての患者がこの治療を受けられるわけではありません。この治療を受けるには、がん組織を採取する必要があるからです。

メラノーマでも皮膚転移がない場合は、肝臓や肺の転移巣などから組織を採取するために、開腹手術や腹腔鏡手術などの必要が生じてきます。

しかも、手術を受けた患者の約半分が、もろもろの理由から、治療を受けることができなかったのです。

あるいは、ＴＩＬ療法に加えて投与される抗がん剤は強力で、併せて照射される12グレイという全身放射線量も、患者に後処置を施さなければ、それだけで全員が死亡してしまうほどの凄まじい線量です。

しかも、これだけのリスクと引き替えに得られる完全反応率は20％に満たず、ほとんどの場合、部分反応だけの患者は後に再発が現れてくるのです。

「夢の新薬」が引き起こす免疫暴走

――免疫療法と言えば、最近、「免疫抗体薬」なる薬が「抗がん剤」に代わる「夢の新薬」として盛んにもてはやされていますが。

「免疫抗体薬」については、メラノーマに対する治療（保険適用）が開始され、メラノーマに続く形で、肺がんに対する保険適用がなされました。

いまのところ、厚生労働省が肺がん用に承認しているのはニボルマブ（商品名オプジーボ）という薬ですが、今後は肺がんのみならず、多くの固形がんを対象とした免疫抗体薬が、臨床試験を経てスピード承認されていくだろうと言われています。

免疫抗体薬は、たとえばオプジーボの場合、免疫細胞を活性化します。つまり、免疫細胞ががん細胞の表面に発現している異常なタンパク質を認識して、がん細胞を攻撃するプロセスを活性化するのです。言い換えると、免疫細胞のブレーキ役になっていた分子に結合して無力化させるので、いわばアクセルが踏みっぱなしになった状態になります。

それゆえに、免疫抗体薬は「危険な薬」と言うこともできるのです。

というのも、免疫抗体薬が認識・結合する「異常なタンパク質」は、がん細胞の表面だけでなく、正常細胞の表面にも発現しているからです。

がん細胞は細胞遺伝子の変異によって発生しますが、実は、がん細胞に似た変異遺伝子を持つ正常細胞はたくさんあります。

ヒトは約60兆個の細胞からできていますが、がん細胞に似た変異遺伝子を持つ正常細胞を体内に日々溜め込んでいるのです。

――そうすると、免疫抗体薬が、メラノーマや肺がんなどのがん患者の体内に取り込まれた場合、どのようなことが起こってくるのでしょうか。

免疫抗体薬は、がん細胞の表面に発現している異常なタンパク質と、がん細胞に似た変異遺伝子を持つ正常細胞の表面に発現している異常なタンパク質とを、明確に区別することができません。

そのため、免疫細胞はがん細胞を攻撃し始めると同時に、がん細胞に似た変異遺伝子を持つ正常細胞に対しても攻撃を開始してしまうのです。

その結果、免疫細胞が正常細胞を次々に破壊していく「免疫暴走」が起こります。

免疫暴走が人体に対していかに恐ろしい状況をもたらすかは、免疫暴走によって発症する膠原病《こうげん》、重症糖尿病、間質性肺炎などの疾患を見れば一目瞭然です。

「免疫抗体薬はがん細胞を選択的に攻撃する」などと宣伝されていますが、実際には、抗がん剤と同じく「ピンポイント爆撃」どころか「絨毯《じゅうたん》爆撃」なのです。

実際、海外で発表された最近の論文では、オプジーボ（抗がん剤）を使用した元気だった肺がん患者の約20％が、使用開始から3カ月以内に死亡しています。

免疫抗体薬は「夢の新薬」などではないのです。

アンサー32

抗がん剤を低用量投与する「がん休眠療法」に延命効果はない

「ダラダラ投与法」でも毒は毒

——「代替療法」としては、化学療法研究所附属病院（千葉県市川市）の高橋豊医師が提唱している「低用量抗がん剤療法」、あるいは大塚北口診療所（東京都豊島区）の梅澤充《みつる》医師が提唱している「極少量抗がん剤療法」なども話題に上っていますね。

いわゆる「がん休眠療法」は、病巣の縮小を目標としてきたこれまでの抗がん剤治療に対して、病巣が縮小しなくてもいい、大きくならなければいい、という発想にもとづいています。

つまり、完全反応（消失）や部分反応（縮小）が得られなくても、大きさが「不変」であれば治療を「有効」と判断し、病巣の大きさが「不変」であった期間分、患者は「延命効果」が得られるだろう、という考え方です。

一見、魅力的に見えますが、がん休眠療法は、提唱者である高橋医師自身が行なった臨床試験によって、原理的に矛盾、破綻していることがわかっているのです。

どういうことかと言うと、高橋医師が臓器転移のある胃がん患者に対して、ドキシフルリジン（商品名フルツロン）という抗がん剤を投与し、投与後のがん病巣の大きさの変化に応じた生存期間を調べた臨床試験では、がん病巣の大きさが「不変」の患者よりも「縮小」の患者のほうが生存期間は長かったのです。

高橋医師は、がん病巣を「不変」の状態に保つことで、「縮小」を目標とする標準抗がん剤治療に比べて、より長い延命が得られると主張してきました。

したがって、がん休眠療法を「有効」とするためには、右の臨床試験において、少なくとも「不変」の患者の生存期間が「縮小」の患者の生存期間を上回っていなければならなかったはずです。

しかし、結果はまったくの逆でした。

――臨床試験の結果は、標準的な抗がん剤治療の場合と同じですね。

そのとおりです。しかも、右の臨床試験はくじ引き試験（最も信頼度の高いランダム化比較試験）ではなく、かつ、無治療群とも比較されていません。

このような方法では、仮に高橋医師の主張に沿う試験結果が出たとしても、がん休眠療法が標準抗がん剤治療や無治療より優位であると認めることはできないのです。

高橋医師はまた、抗がん剤を1週間に3回投与する少量分割法は、ウイークリー投与法（週に1回のペースで投与）に比較して、抗がん剤治療の施行期間を5倍に、抗がん剤の総投与量を4倍に増やすことができた、とも主張しています。

施行期間を5倍に延ばせたのだから延命効果があった、と言いたいのでしょうが、施行期間が延びることと寿命が延びることとは別ものです。

施行期間や投与量が少量分割法よりさらに短く少ないとされる極少量抗がん剤療法を含め、抗がん剤の投与法をどのように変えても、投与のたびに正常組織や臓器の正常細胞などが殺傷されていくことに変わりはありません。

1回あたりの投与量を少なくすれば、当座の副作用は少なく見えますが、その一方で試行期間は延びていくため、累積使用量が増えるにつれて、抗がん剤の毒性は蓄積されていきます。「ダラダラ投与法」でも、「毒」はあくまでも「毒」なのです。

「低用量」は「そば屋のお釜」だった

――しかし、治る見込みのない再発患者にとって、抗がん剤のつらい副作用から逃れられるという点で、「低用量」には一定の魅力があるように思えるのですが。

ところが、「低用量」は「看板に偽《いつわ》りあり」だったのです。実は、この点をめぐって、医師と患者さんの家族との間で深刻なトラブルが発生しています。

その患者さんを仮にAさんとしておきます。Aさんは東京都内にある大学病院で食道がんの化学放射線療法（抗がん剤＋放射線）を受けました。

病巣はいったん消失したようですが、その後、食道にがんが残っていることが判明し、抗がん剤治療が再開されました。

しかし、抗がん剤による副作用が激しく、もう耐えられないということで、「低用量」をうたう医師のもとを訪れたそうです。

その医師のもとで、Aさんは経口抗がん剤のTS《ティーエス》－1《ワン》を服用しながら、通院でドセタキセル（商品名タキソテール）の点滴も受けました。投与のペースは2週間ごとで、投与量は1回目から5回目までが30ミリ、6回目から8回目までが40ミリでした。

5回目のあと、Aさんに37・8度の発熱がありましたが、医師は2日後にドセタキセルを増量して点滴をしました。その後、Aさんの熱は38度に上がり、咳《せき》がひどく、胸水も溜まってきたのですが、ドセタキセルの点滴はなおも続けられたといいます。

そこで、Aさんは医師に副作用報告書を手渡し、副作用に耐えられないため抗がん剤治療を中止してほしいと、医師に申し出たそうです。

――医師はAさんへの抗がん剤治療を中止したのでしょうか。

いいえ。医師が「（がんが）恐ろしくてやめられません。副作用のことは皆わかっていますから」などと言って聞き入れなかったため、AさんとAさんの家族は「それでは薬の量を半分にできませんか」と申し入れたのですが、医師は「それはできません」などと言ってなおも聞き入れず、ドセタキセル40ミリの投与が続けられたのです。

その後、Aさんの熱は39・8度にも達し、Aさんは入院を申し入れたのですが、「入院しても対応できる医者がいない」と断られ、解熱剤を服用して翌朝まで我慢しました。

ところが、翌日、胸部に激痛が走り、Aさんは動くことも横になることもできなくなりました。

僕は抗がん剤の毒性で心不全が起き始めていたと考えていますが、そのうちに呼吸困難がさらに強くなってきたため、Aさんは救急車で病院に搬送され、同日、入院となり、左胸水を1000ミリリットル抜く胸腔穿刺《せんし》が行なわれたといいます。

しかし、その後、Aさんの容体は回復することなく、意識低下が徐々に進行するなか、入院からほどなくして、Aさんはお亡くなりになりました。

どう見ても、抗がん剤とその医師に殺されたのです。

――「低用量」を推奨する医師らが自著などで述べていた話とは違いますね。

こういうのを「そば屋のお釜」と言います。そば屋のお釜には「湯だけ」がたくさん入っていますよね。要するに、「湯（言う）だけや」ということです。

アンサー33

「食事療法」で抵抗力が落ちると、がんが爆発的に増殖することもある

がんにかかったら「ステーキ」を

——代替療法には「民間療法」と呼ばれるものもあります。なかでも「食事療法」は、「治療」のみならず「予防」という点でも関心が高いようですが。

がんは正常細胞の遺伝子が変異することによって発生します。その遺伝子変異を引き起こす要因の1つに食生活があるというのはそのとおりでしょうが、すでに変異してしまった遺伝子を食事療法で元に戻す、すなわち、がんを治すことはできません。

実は、「菜食中心」などに代表される食事療法は、がんの「進行」にも「予防」にも悪影響を及ぼします。

とりわけ、**がん患者が食事療法などで体重を落としてしまうと、体の「抵抗力」が一気に低下して、がんが爆発的に増殖してしまうことがあるのです。**

この場合の抵抗力とは、体をつくっている個々の細胞や組織の頑丈さのことです。細胞そのものが頑丈で、かつ、細胞の集合体である組織の強度が高ければ、がん細胞が組織に侵入したり、増殖したりすることを一定程度抑え込めるのです。

そして、この抵抗力にとって重要な役割を担っているのがコレステロールです。コレステロールは悪者のように言われていますが、実は、正常細胞の膜を形成する重要成分であり、いま言った細胞や組織の頑丈さを決定づける重要因子です。

実際にも、高コレステロール血症の患者4万人に薬を飲ませてコレステロール値を下げたデータでは、値が最も下がったグループで、がんや脳卒中などの死亡率が最も高くなっています。

がんによる死亡が増えたのは、細胞や組織の抵抗力が落ちてがん細胞の増殖や侵入を許したため、また、脳卒中による死亡が増えたのは、血管壁がもろくなったり、破れやすくなったりして脳出血が増えたためだと、僕は考えています。

——食事療法で痩せてしまうと、抵抗力とともに免疫力も落ちてしまいそうですね。

免疫システムが発動される際に使われる受容体（情報伝達物質の受け渡し場所）やサイトカイン（情報を伝達するタンパク質）は、細胞膜のコレステロールが少ないとうまく機能しなくなります。

その結果、免疫力が低下し、アンサー30で説明したように、免疫システムががんに突破される可能性も、相対的に高くなるはずです。

ただし、僕自身は、がんの進行抑制や予防にとってより重要なのは免疫力ではなく抵抗力だと思っています。もう1つ、興味深いデータを紹介しましょう。

300万人にも及ぶ人々を追跡した、世界中の健康調査の結果を総合すると、標準体重の人たちよりも、ちょっと太めの人たちのほうが、意外にも長命だったのです。

このようなデータから見えてくるのは、体重が標準を下回る、痩《や》せすぎの人たちは、標準体重の人たちはおろか、ちょっと太めの人たちよりも、ずっと短命だということです。

しかも、痩せすぎの人たちは、がんによる死亡はもちろんのこと、脳卒中や感染症（肺炎など）による死亡も多く、それらが短命の原因になっています。

だから僕は、セカンドオピニオン外来の患者さんにも、「がんにかかったら、食事療法などには目もくれず、エビにトロにウニ、ステーキにウナギと、おいしいものをいっぱい食べて、体重の維持を図るのが長生きのコツですよ」と、お話ししてきました。

川島なお美さんが「激ヤセ」した理由

——がん末期の「痩せ」や「腹水」も食事療法と関係があるのでしょうか。肝内胆管《たんかん》がんで亡くなった女優の川島なお美さんからも、そんな印象を受けたのですが。

亡くなるしばらく前から、川島さんは「激ヤセ」と腹水に悩まされていました。

川島さんの腹水は時に5リットルにも達したそうですが、腹水が溜まってくるとおなかが張って苦しいため、穿刺《せんし》して腹水を抜く処置がしばしば行なわれます。

ところが、腹水には、アルブミンという、からだの栄養分となるタンパク質が高濃度に含まれています。

そのため、腹水を抜く処置を繰り返していると、失われた栄養分を補おうとして、筋肉などに蓄えられていた栄養分が使われ、急激に痩せていってしまうのです。

また、川島さんは発酵玄米や豆乳ヨーグルトを中心とした食事療法にも取り組んでいました。実は、緩和ケア病棟にやって来るがん患者の8割くらいは栄養失調であり、その原因は主に食事療法にあるとの事実が存在します。

栄養失調に陥ると、がんでなくても、腹水が溜まっていきます。アフリカなどの栄養失調の子供たちのおなかが膨れているのもそのためです。

つまり、川島さんの場合、がんと食事療法のダブルパンチで腹水が溜まっていき、その腹水を抜く処置を繰り返すことによって、栄養失調と激ヤセが進行してさらに腹水が溜まっていく、という悪循環に陥っていた可能性が考えられるのです。


――川島さんからセカンドオピニオンを求められた際、近藤先生は「切除手術」ではなく「ラジオ波焼灼術」（アンサー13参照）をお勧めになったそうですね。


川島さんは「切除手術は受けたくないが、初発巣（肝臓内にできた胆管がん）はなんとかしたい」という意向を持っていたので、僕は迷わずラジオ波焼灼術を提案しました。

ところが、外科医らが寄ってたかって彼女を言いくるめたのでしょうか、それからおよその4カ月後、川島さんは切除手術に踏み切ってしまいます。

転移の疑いがある胆管がんなどにメスを入れてしまうと、アンサー8とアンサー9で指摘したように、「局所転移」や「転移巣の暴走」を引き起こす危険性が高いのです。

いまでも僕は、治療を受けるにしても、危険な肝臓切除ではなく、ラジオ波焼灼術を選択していれば、川島さんはもっと長く生きられた、と思っています。

実際、2012年に発表されたオーストリアからの報告でも、**切除不能と判定された肝内胆管がんをラジオ波焼灼術で治療した場合、施術を受けた患者らの5年生存率は70%以上にも達しています。これに対して、切除手術を受けた患者らの5年生存率は20%あるかないか、といった惨憺《さんたん》たる状況なのです。**

しかも、切除手術を受けた患者らの生存率曲線は、手術直後から急落します。これは、手術そのものを原因とする術死者が続出することを示しているのです。

川島さんを切除手術に引きずり込んだ外科医らの罪は、万死に値するでしょう。

第７章

実際に「がんを放置」したら、どうなるのか

ここが聞きたい！

「がんは放置せよ」の科学的根拠と方法論は？

切除手術にはがんを「暴走」させてしまう危険性がある。抗がん剤治療は命を縮めるだけで、「百害」あって一利なし。放射線治療にも「重篤な障害」が残る恐れがあり、必ずしも第3の選択肢にはなり得ない——。

このように指摘してきた近藤誠医師は、熟慮の末に辿《たど》りついた究極の結論として、「がんは放っておくのがいちばん」と主張する。

しかし、がんを「放置」することへの心理的ハードルは高い。がんを放っておくとどうなるのか。本当に放っておいて大丈夫なのか。医者は自分ががんにかかったらどうするのか……。

本章では、「がん放置療法」をめぐる不安や疑問を徹底的に質《ただ》した。

アンサー34

「がん放置療法」は「無治療放置」ではない

「放置療法群」の生存成績は抜群

――「がんは放置するのがいちばん」の科学的根拠はどこにあるのでしょうか。

がん医者らは「手術や抗がん剤治療は有効だ」と主張します。しかし、その科学的根拠は、「存在しない」か「信用できない」か、のどちらかでしかありません。

実際にも、手術については、手術を行なった場合と、行なわなかった場合の比較試験そのものが存在しません。

また、抗がん剤治療についていては、当該治療を行なった場合に患者の寿命が延びたとする比較試験がいくつか存在するものの、アンサー19などでも指摘したように、それらの比較試験には、生存率を高く見せかけるためのインチキが必ず含まれています。

そこで僕は、比較試験自体が存在しない手術については、100年以上前のイギリスにおける「放置療法」の患者のデータを探し出しました。

また、インチキだらけの比較試験しか存在しない抗がん剤治療についていては、生存率を高く見せかけるためのインチキ部分を見つけ出し、それを検証に耐え得る正しいデータに補正しました。

いずれも「乳がん」に関するものですが、まずは手術から説明していきましょう。

乳がんの全摘術が可能になったのは19世紀末のことです。それまでは、患部に薬を塗る、患部を包帯で巻くなど、いわゆる対症療法しか行なわれていませんでした。

一方、同時期、アメリカのウィリアム・ハルステッドという外科教授が乳房全摘術を開始し、以後、「ハルステッド手術」が全世界に広まっていきました。そして、後年、ハルステッド自身が手術を行なった患者たちの生存成績が発表されました。

そこで、**前者の「放置療法群」と「ハルステッド手術群」の生存成績を比較してみたと**

ころ、手術を受けた患者たちのほうが、むしろ短命だったのです。

——抗がん剤治療については、どのような結果が出たのでしょうか。

こちらは、数種類の抗がん剤を同時に使用する「多剤併用療法」を乳がん患者に実施した報告論文を徹底的に検証しました。

報告論文にあるグラフには、患者群を細分化した、何本もの生存率曲線が掲げられていました。それらを眺めると、多剤併用療法には延命効果があるように見えるのですが、不思議なことに、報告論文のどこを探しても、患者全員を対象にした生存率曲線が掲載されていないのです。

そこで僕は、報告論文中に記されていたデータをもとに、患者全員を対象とした生存率曲線を描いてみました。

するとどうでしょう。前述した「放置療法群」の生存成績に比べて、「多剤併用療法群」のそれがはるかに劣っていたのです。

そこでさらに、抗がん剤治療が無効だった乳がん患者にドセタキセルという抗がん剤を新たに投与した「乗り換え治療」（アンサー23参照）のデータを検証してみました。

図3　3つの生存率曲線の比較

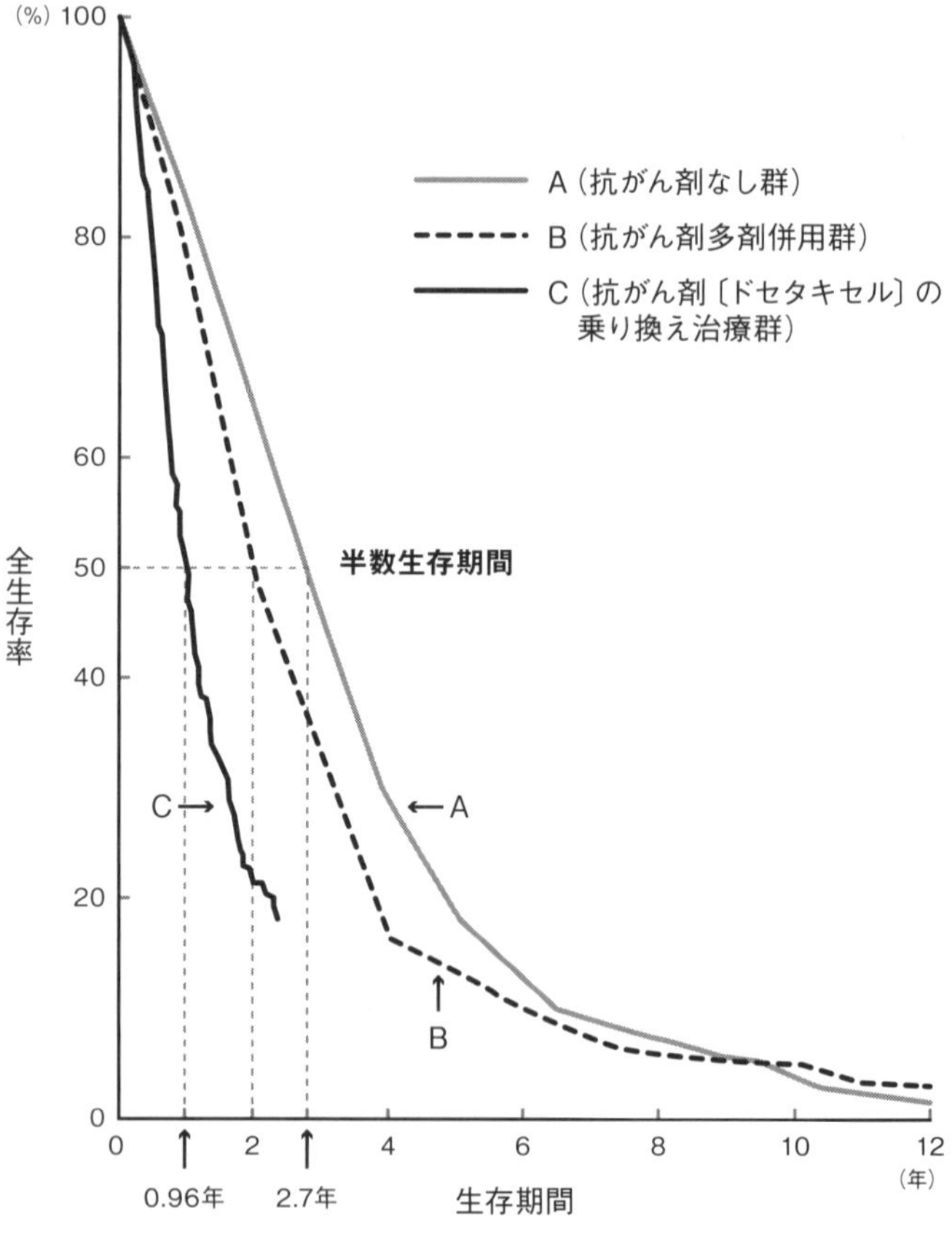

A　約100年前の対症療法のみの乳がんの生存曲線
B　臓器転移乳がんにおける多剤併用化学療法の生存曲線（筆者作成）
C　抗がん剤の乗り換え治療の生存曲線

すると、**「乗り換え治療群」の生存成績は、「放置療法群」はむろんのこと、「多剤併用療法群」の生存成績に比べても大きく劣っていたのです。**

以上の3つの患者群の生存率曲線を比較可能なグラフにして示したのが、前ページの図3です。ちなみに、このグラフにおける比較のポイントを半数生存期間（生存期間中央値）としたのは、乗り換え治療群の生存成績があまりにも劣悪だったため、5年生存率を比較のポイントにすることができなかったからです。

昭和天皇に「摘出手術」が実施されなかった理由

――このような証拠を突きつけられて真正面から反論できないのか、がん医者らは「何も治療しないのは患者放置だ」などと難癖をつけていますね。

僕の提唱している「放置療法」は、「療法」と命名しているように、「無治療放置」ではないし、僕は「何も治療するな」などと主張した覚えもありません。

放置療法は、患者を健《すこ》やかに長生きさせることを目的としているので、アンサー12で詳述した緩和的手術をはじめとして、がんの進行にともなう症状を和らげるための「適切な処置」を最大限取り入れるようにしています。

ちなみに、なぜ「適切な処置」という言葉を使ったかと言うと、がん医者らが「疼痛《とうつう》緩和」などと称して、がん末期の患者にまで抗がん剤を投与するケースが少なくないからです。したがって、緩和的処置という触れ込みでも、内容をきちんと確かめなければ、安易に肯定することはできないのです。

末期患者に対するがん医者らの振る舞いについては第8章で触れますが、ここで1つ、がん医者らの「二枚舌ぶり」をよく示す出来事を紹介しておきましょう。

昭和天皇は「十二指腸乳頭周囲腫瘍（腺《せん》がん）」で崩御《ほうぎょ》されました。崩御後の記者会見で出た「膵臓《すいぞう》がんだったのでは？」との質問に、宮内庁側は「膵臓への転移は確認されたが、腫瘍の原発部位は十二指腸。病理学的に見ると、腺がんが転移したもの」と回答しましたが、いずれにせよ、ご闘病中の昭和天皇は腫瘍の肥大化にともなう腸閉塞《へいそく》の症状に苦しんでおられたのです。

そこで、1987年9月22日、東京大学の医療チームによって、消化管の通過障害を解消するためのバイパス手術が行なわれました。

このバイパス手術は先ほど述べた緩和的手術の1つで、僕は医療チームの判断や選択は正しかったと思っています。

――すると、いったい何が問題になってくるのでしょうか。

実は、当時、昭和天皇と同じ進行段階にある十二指腸乳頭周囲腫瘍（腺がん）や膵臓がんの一般患者に対しては、バイパス手術などの緩和的手術ではなく、十二指腸や膵臓の一部を摘出する切除手術が、当然のことのように行なわれていたのです。

ただし、摘出手術のリスクは大きく、多くの患者が合併症でバタバタと亡くなっていました。その点は現在も変わりません。

つまり、**がん医者らは、昭和天皇に対しては緩和的手術を選択・実施した一方で、一般の患者には危険な摘出手術を次々と行なっているのです。**

昭和天皇に罪はありませんが、これを「二枚舌」と言わずに何と言うのでしょうか。

ちなみに、バイパス手術の後、周知のように下血《げけつ》に苦しんでおられた昭和天皇に輸血の処置が繰り返し行なわれましたが、このような場合、病巣部に放射線をかけると出血がピタリと収まることがよく知られています。

医師団はなぜ放射線を使わなかったのか。いまでも僕は疑問に思っています。

アンサー 35

放置したがんが「消えてしまう」ケースも珍しくない

がん医者らにとっての「不都合な真実」

――多くの人が不安に思っているのは、「見つかったがんを放置すると、がんがどんどん大きくなっていって、すぐに死んでしまうのではないか」という点なのですが。

だからと言って、「慌てて手術や抗がん剤治療を受けると、かえって寿命を縮めてしまうことになる」ということは、これまでさんざん説明してきたはずです。

当たり前のことですが、放置がんの運命は「増大」「不変」「縮小」「消失」のいずれかです。

このうち、世の中の多くの人は「増大」、すなわち「がんが大きくなっていく」のが一般的だと考えているようですが、実は、「何も変わらない」「少しずつしか大きくならない」といったケースは意外に多く、なかには「小さくなっていく」「消えてしまう」というケースも決して珍しくはないのです。

とくに、健診や検診で発見された症状のないがんについては、このような経過をたどるものがむしろ多い、と言っても過言ではありません。

実際、僕は腎臓がんを放置した患者さんを何人も診てきましたが、病巣が3センチくらいの大きさのものでも、がんが消えてしまった患者さんのほうが、大きくなっていった患者さんよりはるかに多く、増大した患者さんは1人しかいませんでした。

子宮体がんを放置した患者さんも、Ⅰb期では、大きくなった患者さんが1人いましたが、Ⅰa期であれば、消えてしまうケースがほとんどでした。

さらに言えば、**子宮頸がんのステージ0期やステージⅠa期の患者さんの場合、僕の知るかぎり、ほぼ全員のがんが消失しているのです。**

――これは驚きました。稀《まれ》にしか起きないとされている「自然退縮《たいしゅく》」ですね。

驚くほどの話ではありません。**そもそも、健診や検診で発見された症状のないがんの大半は「がんもどき」なのです。また、「本物のがん」であっても、成長速度の著しく遅いものもあれば、理由は不明ながら、消失してしまうものもあるのです。**

実は、「本物のがん」における「自然退縮」は、海外において、半世紀以上も前から報告されてきた現象なのです。

たとえば、1950年、世界有数の総合医学雑誌として知られる『ニューイングランド・ジャーナル・オブ・メディスン』に、転移のあるがんが大きくならない、転移のあるがんが消えてしまったなど、自然退縮を含めたケースが報告されています。

にもかかわらず、このような事実が世の人々に知られていないのは、この領域が大半の外科医らにとってのタブーだからです。

このようなケースを論文や体験などを通じて知っていても、巡り巡って手術という自分たちの仕事がなくなるのを恐れ、外科医らは知らないフリを決め込んで口を閉ざしているのです。

ただし、僕がこのようなケースを世に問う場合は、患者さん本人の同意を得たうえで、編集者や記者などの第三者を患者さんに引き合わせ、かつ、カルテをはじめとして、レントゲンやCTや病理検査などの客観的データについても、第三者に確認してもらうことにしています。

それくらいの準備が必要になるほど、がん医者らにとって、僕が提示する放置療法の証拠や根拠は「不都合な真実」なのです。

「挙証責任」は、がん医者の側にある

――それでも、がん医者らは「放置療法で犠牲者が出ている」などと批判していますね。

もともと、がん医者らにとって、がんは「1種類」しかありませんでした。つまり、早期がんと進行がんは連続しており、時間が経つと、早期がんは進行がんへと変化する、というのが、がん医者らの考え方だったのです。

ならばなぜ、早期がんを手術したのに再発する患者がいるのか？

当然、このような疑問が湧いてくるのですが、がん医者らはそれにはまともに取り合わず、この根本的矛盾を無視していたのです。

そこに、がんが病巣の塊を形成する固形がんには「本物のがん」のほかに「がんもどき」が存在する、と主張する僕が現れたものだから、がん医者らは驚愕《きょうがく》したわけです。

この2分法ならば、先の矛盾にも明快な説明がつくからです。つまり、**がん医者らが早期がんだと思って手術したのは「本物のがん」であり、それゆえ目には見えない微細な転移が再発の形になって現れてきた、ということです。**

そこで、「がんもどき」が存在することについて、今度はなんと言って取り繕うのかと思っていたら、がん医者らは苦し紛れに「早期がんのなかには、放っておいても転移しないものがないわけではない」と言い出したのです。

要するに、放っておいても転移しない早期がんは例外的な存在であり、大半の早期がんは放っておくと転移するので手術は必要だ、と言いたいのでしょう。

――「質」の問題を「数」の問題にすり替えただけに見えますが。

しかし、アンサー3で詳述したように、実際には早期がんは「本物のがん」よりも「がんもどき」のほうが圧倒的に多いのです。

そして、この事実を突きつけられたがん医者らは、僕に対して「もどきが本物に変化しないという証拠を示せ」と開き直ってみせたのです。

それにしても、これは医師とは思えない不当な要求です。

なぜならば、そもそも検診や手術や抗がん剤治療を行なっているのはがん医者らであり、それらを医療行為として行なう以上、彼らはそれらの医療行為の有効性を患者や社会に示す義務があるからです。つまり、挙証《きょしょう》責任はがん医者の側にあるわけです。

一方、それらの医療行為が有害無益であることを立証しようとする場合、僕の側は「たった1つ」の証拠を示せばそれで十分なのです。

別のケースで説明すれば、アインシュタインの相対性理論を突き崩すには、「光は重力によって曲がらない」という証拠を1つ示せばいいわけです。

しかし、実際には何も示すことができないため、反証はならず、相対性理論は正しいとされています。

これに対し、がん医者らの理屈は僕の反証によって突き崩されているので、アインシュタインの相対性理論とは大違いであり、正しくはないということです。

アンサー36

がん医者はがんを放置した場合の「余命」を知らない

がん医者は、なぜ「余命」を口にするのか

――患者が「手術も抗がん剤治療も受けたくない。できればこのまま様子を見たい」などと言うと、がん医者らはどのような反応を示すものなのでしょうか。

僕のセカンドオピニオン外来に来られる患者や家族に聞いてもそうなのですが、もう「あることないこと」どころか、「ないことないこと」言われます。

自覚症状のまったくない治療不要の患者に対しても、手術医や抗がん剤治療医でウソを

言わない者はいません。

ウソには、大きなウソもあれば、小さなウソもあります。小さなウソをあちらこちらに紛れ込ませる巧妙な手口もありますが、とにかく、がん医者らはあの手この手で患者を不安に陥れ、なんとか手術や抗がん剤治療に持ち込もうとするのです。

がん医者らのやり方が「恫喝《どうかつ》産業」と称されるゆえんですが、とくに患者が「このまま放っておくとどうなりますか？」と尋ねると、がん医者らの心に「恫喝」のスイッチがカチッと入るようです。典型は「余命」です。

慶應病院時代、膵臓がんの患者さんからの急ぎの問い合わせがありました。

電話に出たら、「近藤先生、私は早期のがんなのですが、手術をしなかったら『余命半年』だと言われました」と。僕は「そんなことはありません」と説明したのですが、その翌日、今度は別の膵臓がんの患者さんから電話があり、「私は進行がんと診断され、手術をしなかったら『余命半年』だと告げられました」と言うのです。

要するに、早期がんでも進行がんでも「余命半年」。その当時、これと並んで多かったのが「余命3カ月」で、どんな種類のどんな進行段階のがんに対しても、がん医者らは「余命半年」「余命3カ月」などの脅し文句を連発していたのです。

——がん医者らは何を根拠に「余命」を口にしていたのでしょうか。

きちんとしたデータや根拠などありません。そして、その点は現在でも同じです。

実は、がん医者らは、患者を手術や抗がん剤治療に引きずり込み、間髪を入れずに治療を開始してしまうため、治療をしなかった場合に患者がどうなるのかについての知識や経験が、まったくと言っていいほど欠落しているのです。

当然、がんを放置した場合に、患者がどれくらい生きるのかについても、がん医者らの知識・経験は皆無です。

そこで、がん医者らがこぞって持ち出すのが、手術や抗がん剤治療をした場合の「生存期間中央値」なのです。

前述したように僕自身はこれを、患者・家族が理解しやすいように「半数生存期間」と言い換えていますが、生存期間中央値とは「ある治療を行なった場合に患者の半数が死亡するまでの期間」ですから、「半数死亡期間」と言っても同じことです。

要するに、**患者が「放置療法」を想起させるキーワードを口にして治療にためらいを示したらすぐ、がん医者らはこの「生存期間中央値」を「余命」と言い換えて患者らを脅し、過酷な標準治療に引きずり込もうとするのです。**

以前、僕は『「余命3カ月」のウソ』（2013年刊、ベスト新書）という本を書きましたが、僕のセカンドオピニオン外来にやって来る患者や家族の話を聞くと、その後、がん医者らは「余命3カ月」という脅し文句を使いにくくなったようです。

しかも、その代わりに頻用されるようになったのが「余命4カ月」。デタラメもいいところです。

貴重な余命を「治療苦」で台無しにするな

――しかも、その場合の生存期間中央値は手術などの治療をした場合の数字ですから、放置療法を選択した場合のそれよりずっと短いものになりますね。

そのとおりです。実際、手術や抗がん剤治療などを受けた場合の生存率曲線は、治療開始直後から下がり始めます。これはすぐに術死したり毒性死したりする患者がいるためですが、放置療法の場合は、術死や毒性死はないので、進行がんでも当分は生存率が100％を保ったままです。

この点も含めて、放置療法のほうが長生きできるのは確実なのです。

しかも、多くの場合、患者は生存期間中央値の意味を正しく理解していません。

そのため、がん医者から「余命半年」と言われると、「半年で全員死んでしまう」とか、「半年経ったら先がない」とか、そんなふうに錯覚してしまうのです。

しかし、生存率曲線が示すように、実際には半年より長く生きる人もいれば、治療を開始してすぐに死んでしまう人もいます。

たとえば、進行した膵臓がんが見つかった場合など、予後のきわめて厳しいケースにおいても、治療を開始してすぐに死んでしまう患者もいる半面、治療開始から5年後に生きている患者もいます。

もっとも、患者は手術や抗がん剤治療を受けさせられているため、この場合の5年後の生存率は絶望的な数字になります。それでも、たとえば膵臓がんの場合には、抗がん剤治療開始から半年後に半数の患者は生きている（逆に言えば死んでいる）というのが、生存期間中央値の正しい解釈です。


――生存期間中の患者のＱＯＬも重要なポイントになりますね。

放置療法を選択した場合、患者は治療を受けさせられた場合より長生きできるほか、その間、QOLの点でもはるかに良好な状態を維持することができます。

手術や抗がん剤治療を受けさせられると、その瞬間から、患者は後遺症や毒性などに苦しめられます。なかにはそのために急死してしまう患者もいます。そのような劣悪なQOLのまま、仮にがん医者らが口にする生存期間中央値を超えて生きられたとしても、決して患者の利益にはならない、というのが、僕が伝えたいことです。

そもそも、がん医者らが生存期間中央値を持ち出したということは、患者のがんが治りそうもないと判断しているからなのです。

生存率を比較する場合、「生存期間中央値」と「5年生存率」という2つのポイントがあることは、アンサー34の図3（236ページ）のグラフのところでも説明しました。

つまり、患者のがんについて、がん医者らが治る見込みがある、つまり実質的に「がんもどき」だと判断していれば、「5年生存率」を示して患者を言いくるめようとするはずなのです。

治らないがんであればなおさら、「余命」は貴重なものであるはずです。それを後遺症や毒性で台無しにしてしまうのは、賢明な選択とは言えないのではないでしょうか。

アンサー37

東大の医師も自分が「治らないがん」にかかったら「治療しない」

元外科医が「口が裂けても言えなかった」こと

――近藤先生のセカンドオピニオン外来には、医師も相談にやって来るのですか。

医師も来られますよ。けっこう数多くお見えになります。今回は、そのなかから1つ、ある医師が相談にやって来られたときのことをお話ししましょう。

その医師は、最初、1人で来られました。奥さんの子宮頸がんに関する治療の相談でした。その後、奥さんを連れてまた来られたのですが、ある有名な医療機関で診てもらっていて、婦人科の主治医から切除手術を勧められているとのことでした。

その医師が「自分は放射線治療のほうがいいと思うのだが」と尋ねるので、僕も「そのほうがいいでしょう」と申し上げました。

ここから先は患者さんのプライバシーの問題もあるのでやめておきますが、興味深かったのは一連の相談が終わってからのよもやま話でした。

この医師は外科医として、とある地方の大学病院の呼吸器外科に勤めていました。その後、内科医に転じて開業されたのですが、僕との会話の中で、次のようにしみじみと心情を吐露《とろ》されたのです。

「近藤先生が主張されていること、私には痛いほどよくわかります。外科手術で肺がんを切っても、たとえば小細胞がんなどは、5年生存した人さえいません。抗がん剤治療についても、こんなことをしてもムダだ、ダメだと思っていたんですが、外科医をしていた当時は、手術も抗がん剤もムダだ、ダメだとは、口が裂けても言えなかったんですよ」

おそらくは、このような意識を持っていた方だからこそ、外科医であることに愛想を尽かし、内科医に転じる決断をされたのではないかと思うのです。

――自分の本音を押し殺して不本意な治療をしていた、とは驚きです。

実は、2009年のことですが、東大病院の放射線科と緩和ケア診療部が、日本人の「死生観」と「望ましい死」に関するアンケート調査の結果を公表しました。

回答に応じたのは、東大病院の医師106名とナース366名、東大病院放射線科の外来受診がん患者312名と一般人353名の合計1137名でした。

アンケートの質問項目は「死後の世界はあると思うか」など多岐にわたっていましたが、なかでも僕が「なるほど」と思ったのは、「望ましい死を迎えるために、最後まで病気と闘うか」との質問項目に対する回答結果でした。

というのも、この質問に対して、東大病院放射線科の外来受診がん患者の81％が「重要」と回答したのに対し、東大病院の医師で「重要」と回答した人はわずか11％にすぎなかったからです。

ちなみに、東大病院のナースで「重要」と回答した人も30％にとどまりました。

医療者側と患者側に横たわる、この意識のギャップは、まさに象徴的です。

東大病院の医師の約9割は「治らないがん」には何をやってもムダであることを知っているため、自分が「治らないがん」にかかった場合、苦痛を受けるだけの治療は真っ平ご

めんだと考えているのでしょう。

にもかかわらず、その医師らから治療を受けているがん患者の実に8割が、最後まで闘いたいと考えているのですから悲劇的です。

保身のために「変節」した腫瘍内科医

——患者は、なぜ「最後まで闘いたい」などと考えてしまうのでしょうか。

治らないがんでも「治る」と勘違いしているからでしょう。あるいは、「治る」と信じたいという思いもあるのかもしれません。いずれにせよ、患者の勘違いや思い込みの背景には、がん医者らの「ウソ」と「洗脳」が横たわっているのです。

しかし、これは日本だけの話ではありません。

実は、アメリカにおける最近の研究でも、抗がん剤治療を受けている、つまり転移があって治らない大腸がん患者の8割、同じく治癒不能な肺がん患者の7割が、自分のがんは抗がん剤で治ると思い込んでいる、との調査結果が出ています。

この調査結果は、2012年の『ニューイングランド・ジャーナル・オブ・メディスン』

で発表されたものですが、がん手術も含めて、世界中のどの国でも、抗がん剤治療医や手術医は、がん患者やその家族らの誤った認識を正そうとするどころか、むしろ患者や家族らの誤解や錯覚を誘導し、それに乗じる形で経済的利益を得ているのです。

逆に、**がん手術や抗がん剤治療について、抗がん剤治療医や手術医が患者に本当のことを話せば、治療を受ける患者は激減してしまうことでしょう。**

まさに、無から有を生み出す「錬金術」です。

――近藤先生が「放置療法」を前面に掲げて以降、それまで近藤先生の主張に共感を示していた医師らのなかには、一転、反対論者に宗旨変えした人もいるようですね。

放置療法を掲げた結果、「健診・検診」「手術」「抗がん剤」「放射線」など、僕がすべてのがん医者を敵に回すことになったのは事実ですが、激しい批判は昔からあったし、僕に共感していた医者らが手のひらを返すのも、いまに始まったことではありません。

たとえば、抗がん剤治療を専門とする腫瘍内科医のなかには、僕が１９９０年代の後半に、乳がんをはじめとする種々の固形がんに対する抗がん剤治療を全否定した途端、まるで別人のように僕への猛批判を展開し始めた医者もいます。

ただ彼は、乳がんを早期発見するとの触れ込みで始まったマンモグラフィ検診や、胃がん検診に対しては、批判的な意見を公表していたので、その面では僕は、彼を評価していました。

ところが、有名私大病院で腫瘍内科を立ち上げ、みずから腫瘍内科の教授に就任するとともに、外来化学療法室の責任者にも収まったあとの著書では、彼はあっさりとマンモグラフィ検診や胃がん検診を容認してみせたのです。それまでの主張はいったい何だったのでしょうか。

大学病院の教授になると、化学療法を行なう患者を多数紹介してもらうために、他の診療科の教授たちと協調していく必要に迫られます。

そういう環境下で、教授会の重鎮から、「君、あの発言はちょっとマズイよ。今度から気をつけなさい」などと「指導」が入ると、従わざるを得なくなるのです。

彼は「保身」のために「変節」したのだと、僕は思っています。

アンサー38

元気なうちに「新・がん難民」にならない準備をせよ

がん医者は「言葉」でも患者を殺す

――患者が「放置療法」を選択するにしても、どこの「病院」や「医師」に頼めばいいのか、という問題が必ず発生してくると思うのですが。

この問題は、２つの局面に分けて考える必要があります。

１つは検診でがんが見つかったケースですが、この場合はほとんどが「がんもどき」ですから、とりあえず放っておけばいい。ただし、稀《まれ》には症状が出てくる「がんもどき」や

「本物のがん」もありますから、その場合は症状が出てから対処することになります。

たとえば、**腸閉塞の症状が出たら消化器内科で大腸ステントを挿入してもらう、あるいは排尿障害が出たら泌尿器科で尿道管を挿入してもらうなど、対処の方法はいくらでもあります。**

この場合、例によって手術や抗がん剤治療を勧められるはずですが、患者自身が症状を緩和する治療だけを受けたいと、ハッキリと意思表示することが肝要です。

ここで「どうしたらいいでしょう?」などと下駄を預けてしまうと、医者としても標準的な治療メニューを提示せざるを得ません。仮にハッキリと意思表示しても拒否された場合は、いささか面倒ですが別の病院や医師を探すことになります。

問題は、がん専門病院や大学病院などで初回の切除手術などを受けている患者が再発した場合です。実際には、このようなケースが圧倒的に多いと思います。

この場合、医者は当然のことのように治療ガイドラインに沿った標準メニューを勧めてきますし、患者としても長い付き合いのある担当医師への遠慮から、これを拒否しづらいかもしれません。

しかし、この局面でも患者自身がハッキリと意思表示をしないかぎり、有害無益な治療に引きずり込まれて後悔することになります。

——ただ、この局面で医者から「ならば出ていけ！」などと突き放されると、患者は行き場を失い途方に暮れることになりますが。

そのような医者と付き合い続けてもロクなことにはなりません。患者のほうから思い切り三行半《みくだりはん》を突きつけてやればいいのです。

実は、僕のセカンドオピニオン外来でも、患者さんからこの手の相談をよく受けるのです。そんなとき、僕は「男女の別れ話」にたとえて次のように助言しています。

「あなたが治療をやめようと思ったとき、これまでの主治医のところへ顔を出さないほうが安全です。良識ある社会人として最後まできちんと振る舞いたくて、『抗がん剤治療は受けません』などと面会に行けば、あなたはさらに嫌な思いをするだけです。

男女関係が冷えてきて、女性が合意のうえで別れようと男性のもとへ話をしに行ったら、逆上した男性に刺殺されてしまった、という話がよくありますよね。医者の場合、さすがに刃物を振り回したりはしませんが、『治療をしなければすぐに死ぬよ』などと言って、言葉であなたを殺そうとするのです。

だから、遠慮や気づかいは無用なのです。あなたがダメだと思った医者や病院にはさっさと見切りをつけて、新しい医者や病院を探すことに注力してください」

放置療法でこそ得られる「元気な時間」

――しかし、都会ならまだしも、田舎には病院があまりありません。私は放置療法を選択して行き場を失った患者を「新・がん難民」と命名しているのですが。

再発をした患者が治療を拒否した場合、医者はガイドラインのプロトコール（手順）に沿う形で「緩和ケア行き」を宣告してくるでしょう。

この点は抗がん剤治療をやり尽くしたいわゆる「がん難民」の患者も同じで、医者から「残念ながら、ウチでやれることはもうありません。緩和ケアを受けてください」などと言い渡されます。

このような場合、通院していた大病院で緩和ケアを受けようとしても、外来も病床も満杯というケースが少なくありません。

また、森さんの言うように、患者の居住地に大病院が1つしかない場合、都会やその近郊に住む患者のように別の病院の緩和ケアを探すこともままならず、行き場を失ってしまうこともたしかにあるでしょう。

しかし、放置療法の場合、抗がん剤をやり尽くした余命いくばくもない「がん難民」とは違い、再発や転移が見つかっただけの患者のほとんどはピンピンしており、かつ、その後もかなりの期間にわたって元気な状態は続いていくのです。

したがって、その場合、当面の問題になってくるのは「緩和ケア」ではなく、今後、症状が現れ始めたときに放射線やモルヒネなどによる疼痛除去をどこでやってもらうか、あるいは、いよいよとなったときに終末期をどこでどのように過ごせばいいのか、などの問題について、元気なうちに先手を打って考え準備することなのです。

放置療法を選択した患者には、そのための時間が十分にあります。


――がんの最終末期に向けては、どう対処すればいいのでしょうか。


仮に初回の手術を受けた大病院が居住地の近くにあり、医者も病院も疼痛管理などを引き受けてくれるのであれば、そのまま通院を続けるのも1つの方法です。

その希望がかなわない場合は、オールインワンで面倒を見てもらえる別の病院を探すか、あるいは、放射線治療なら放射線治療、ペインクリニックならペインクリニックと、必要に応じて個別の医療機関を見つけるという手もあります。

ただし、この場合、病院に付随する緩和ケアの診療科にあたるのは、必ずしも賢明ではありません。実は、病院内にある緩和ケア科は、患者の主治医になってくれないことがほとんどなのです。

では何をしているかというと、外科や内科がかかえる患者の疼痛管理が主な仕事になっています。なかには、抗がん剤治療を続けるための手伝いをしているケースもあり、多くを期待すると裏切られます。

加えて、がんの最終末期に緩和ケアの病棟への入所を希望しても、病床がいっぱいで間に合わないという事態も起こり得ます。

そのため、疼痛管理から看取《みと》りまでの医療サービスを受けられる在宅医療を、僕はお勧めしています。たとえば、仮に脳転移に対するガンマナイフ治療を受けたくなったときも、主治医である在宅医療の医者に紹介状を書いてもらえば、問題は解決するのです。

第8章

ムダな治療をしなければ「楽に死ねる」のか

ここが聞きたい！

放置療法に続く「がんの出口戦略」とは？

自分の宿した「がん」が「治らない」と悟ったとき、患者の関心は「はたして苦しまずに死ねるのか」に向かって収斂《しゅうれん》していく。

実は、「放置療法」を提唱している近藤誠医師は、慶應病院時代、放射線科の医師として数多くのがん患者を看取《みと》っている。

緩和ケアでは、どのようなことが行なわれるのか。ムダな治療をしなければ、ラクに死ぬことができるのか。終末期のがん患者は、どのように最期を迎えるのか。そして、人の死とは、どのようなものなのか……。

誰しも「痛い」「苦しい」の「七転八倒」は願い下げである。

本章では、「がん」という病をめぐる最終的な「出口戦略」を質《ただ》した。

アンサー 39

抗がん剤の「毒性苦」から解放されると安らかに旅立てる

僕が「緩和ケア医」として始めたこと

――慶應病院時代、近藤先生は「がん患者」の「看取り」をされていたそうですね。

当時の慶應病院放射線科病棟は「院内ホスピス」のような存在でしたからね。放射線で終末期のがん患者の痛みを取ってくれ、という名目で、外科をはじめとして、院内のさまざまな診療科から患者が送り込まれてきました。

実際、がん終末期の疼痛《とうつう》は放射線でよく取れるのです。僕はモルヒネも積極的に使いましたが、日本では最も早い時期に使い始めています。言ってみれば、当時の僕はいまある「緩和ケア医」の先駆け的な存在だったのです。

ただ、院内ホスピスの話は、２つの時期に整理する必要があります。

１つは、僕が医学部を卒業して放射線科の研修医になった１９７３年からしばらくの時期です。

いまでも僕は、指導担当の上司に連れられて初めて病棟を回診した時の光景を忘れることができません。とにかく、病室や患者の雰囲気が暗かったのです。

抗がん剤の投与量は現在よりもずっと少なかったのですが、ただでさえ弱り切っている患者にやるものだから、投与した翌日に亡くなってしまうこともザラでした。

僕自身は抗がん剤を処方したことはなかったのですが、病棟を覆っている言いようのない暗さを目《ま》の当たりにして、放射線科に入ったことをひどく後悔したものです。

もう１つは、僕が出向先の病院から戻って、放射線科病棟の医長と放射線科の専任講師に就任した、１９８３年に始まる時期です。

以前ほどではないものの、病室や患者の雰囲気は相変わらずでした。そこで、研修医時代に感じた「暗さ」を払拭《ふっしょく》すべく、僕は放射線科病棟に入院している患者全員の主治医になることで、2つの改革に着手したのです。

——「2つの改革」とは、どのようなものだったのでしょうか。

1つは、僕が主治医を務める患者全員に、外来でも病棟でも「がん告知」をすることでした。

僕はアメリカ留学での経験から、がんを告知しても患者は自殺したりしない、ということを知っていました。

慶應病院を含めて、当時の日本ではまだ、がん告知は絶対的なタブーとされていましたが、僕が試行錯誤しながら担当患者への告知を始めると、果たせるかな、あれほど暗かった病棟の雰囲気が一気に明るくなったのです。

患者に漂う暗さの原因は、「自分はいま、何のために治療を受けているのか」「この先、自分と自分の病気はどうなっていくのか」など、自分が置かれている状況や、今後の見通しがまったくわからないことから生じる不安や迷いや絶望感にあったのです。

そして、患者自身をはじめとする雰囲気が一変することによって、僕が理想としていた終末期医療を展開することができるようになりました。

ひるがえって現在の状況を見ると、「がん告知」そのものは当然のことのように行なわれるようになっています。

しかし、その内実は寒々しいかぎりです。

がん医者らの告知は「酷知」

――「がん告知」も「余命告知」もルーティン・ワークのように行なわれていますね。

それだけではありません。

これまでにも指摘したように、**「がんが見つかりました。手術をしなければ、すぐに死んでしまいます」「再発が見つかりました。抗がん剤治療をしなければ、あなたの余命は半年です」などと、がん医者らは患者を手術や抗がん剤治療に引きずり込むための脅し文句として、「がん告知」や「余命告知」を巧みに利用しています。**

そのため、日本で最も早い時期に「告知」を始めた僕の目には、現在のがん医者らが行なっている「告知」は「酷知」に映るのです。

同じことは、一般的になった「インフォームド・コンセント」にもあてはまります。

インフォームド・コンセントの本来の意味は、「医師が病状や治療方針をわかりやすく説明して患者の同意を得ること」です。ところが、それがいま、もっぱら、がん医者らの「責任逃れ」の手段と化しているのです。

実際、がん医者らは、手術や抗がん剤治療などで起こり得る合併症や後遺症や副作用などをありったけ記した「治療同意書」を患者に手渡し、「これを読んで、サインしといて」と、ぶっきらぼうに言い渡すだけです。

要するに、「事故が起きても自己責任」というわけです。

――近藤先生が取り組まれたもう1つの改革とは何でしょうか。

もう1つは、抗がん剤治療をすべて中止したことです。外科医のところで抗がん剤を打たれていた患者も、放射線科病棟に入った患者にはすべて中止しました。

その結果、患者はそれまでの激しい毒性苦から解放され、徐々に自分を取り戻していく時間の中で、みな安らかに旅立っていくようになったのです。

それまでは、「がんを告知できないこと」と「抗がん剤を使わなければならないこと」との二重苦の中で、患者も医師もあえいでいました。

たとえば、頭頸部原発がんの多発転移に苦しんでいた男性患者のAさんは、抗がん剤治療を受けているうち、「もうやめたい。家に帰りたい」と言い出しました。

その後、Aさんは次第に非協力的な態度を示すようになり、やがて目つきまでおかしくなって、時折、病室で大声を出すようにもなりました。

そこで僕は、病室でAさんの手を握りながら、Aさんのがんが助からないものであることを含め、Aさんにすべてを説明しました。

すると、Aさんは人が変わったように協力的になり、ほかの患者やナースたちを困らせることもしなくなったのです。

耳鼻咽喉《いんこう》科の医師が頑として譲らなかった抗がん剤治療についても、その後、Aさんの意向を確かめたうえで中止し、疼痛除去のための放射線治療に変えました。

その後、Aさんは小康状態を得て、念願の帰宅を果たしました。

それから1カ月後、Aさんは病状が悪化して再入院となり、それからさらに1カ月半後、呼吸器不全のために亡くなりましたが、Aさんの最期は終始穏やかなものだったのです。

アンサー40

未承認抗がん剤の「治験」は毒性死もある危険な人体実験

終末期患者は「マウス」や「犬」と同じ

――がん患者のなかには、抗がん剤の「乗り換え治療」をやり尽くした後、主治医の誘導に乗って未承認抗がん剤の「治験」に参加してしまう人もいますね。

がん医者は、乗り換え治療を繰り返して治療薬の尽きた患者の耳元で、「あなたはまだお元気なようですから、新しいお薬の試験に参加してみますか」などと囁《ささや》きます。

これは「悪魔の囁き」です。というのも、「治験（臨床試験）」は、「研究」や「治療」などに名を借りた、紛れもない「人体実験」だからです。

治験は第1相試験、第2相試験、第3相試験の3段階に分かれていますが、このうち患者にとって最も危険なのが第1相試験です。

第1相試験は別名「毒性試験」とも呼ばれ、がん患者を実験台に最大耐用量、すなわち、どこまでの量だったら患者が死なないか、を求める試験なのです。

具体的には、まずマウスや犬を実験台にして一定の毒性が出る量を求め、次にその量の数分の1の量を被験患者に投与します。それから増量試験に移行し、最初の量の2倍、3倍、5倍といった具合に、投与量を増やしていくのです。

増量試験は、患者の副作用レベルが「グレード3」や「グレード4」が一定数に生じるまで続けられます。

グレード4の次の「グレード5」の副作用は「死亡」ですから、グレード4の副作用がいかに凄《すさ》まじいものであるかは容易に想像できると思います。

この第1相試験の対象になるのは、抗がん剤をやり尽くすなどして、がん医者らの「標準治療」がなくなってしまった患者です。

ただし、それまでの抗がん剤治療で寝たきりになるなど、全身状態が悪い患者は除外されます。逆に、全身状態が比較的良好で、抗がん剤をやめておけばまだ、相当期間の生存が見込める患者を誘うのです。

――第2相試験と第3相試験も危険きわまりないのでしょうか。

第2相試験は、がんの種類別に集めた患者に、第1相試験で求めた最大耐用量に近い量を投与し、どのがんに効くのか、患者は死なないのか、などを調べる毒性試験です。

第2相試験の対象となるのは、第1相試験の対象患者よりはもう少し長生きしそうな患者です。この試験では、がんが縮小するのか、縮小したがんが増大してこないか、などについても、一定期間、調べなければならないからです。

第3相試験は「ランダム化試験」と呼ばれ、くじを引くようにして患者を2つの群に分け、それぞれに別の治療をして優劣を見る比較試験です。

たとえば、「従来の抗がん剤A」と「新しい抗がん剤B」を投与して比較したり、「Aの投与群」と「A＋Bの投与群」を比較したりします。

しかし、患者には選択権がないうえに、すべての患者で毒性は必発です。なかには、第3相試験でボロボロにされた後、第1相試験に回されていく患者もいます。

以上のように、治験の本質は人体実験であり、治験中に毒性死してしまう患者も少なくありません。つらい乗り換え治療をせっかく生き延びたのですから、その幸運を治験などでフイにしてしまうのはバカバカしいかぎりです。

「抗がん剤バージン」を狙う緩和ケア医

――「緩和ケア医」のなかにも、「疼痛緩和のため」などと称して、終末期の患者に「抗がん剤治療」を勧めようとする医者がいるそうですね。

まず、治験との関係で言えば、緩和ケア病棟を併設している病院などで、患者を実験台にしているケースがかなりあります。

また、日本のホスピス（緩和ケア専門病院）の草分け的存在として知られる施設でも、患者に抗がん剤治療で疲弊しきった患者が多く、種々の問題を引き起こしていたという事実があります。

とくに前者のケースは、あまりにも非人道的です。

実は、緩和ケア病棟と化学療法病棟を終末期の患者に行ったり来たりさせるという話はいまに始まったことではありません。たとえば、埼玉県立がんセンターの総長を務めた武田文和《ふみかず》氏は、かつて緩和ケア専門雑誌『ターミナルケア』でこのような発言をしています。

「緩和ケア病棟で緩和ケアを受けた結果、全身状態が一見良くなって、体力がつき、化学療法が必要となったら、化学療法病棟に移ることも可能です。それでまた緩和ケアが必要であるとなったら、緩和ケア病棟に移ることができるとよいのです」

がん医者らはウソをつきますから、緩和ケア病棟から化学療法病棟に移る際、「治るかもしれない」と錯覚してしまう患者は少なくないはずです。

しかし、終末期の患者が治験で治ることはあり得ず、むしろ患者の体調は確実に悪化します。

そして、「やはり治らない」とわかったとき、患者は身体的にも心理的にもボロボロの状態で、ふたたび緩和ケア病棟に戻ってくるのです。

期待と絶望の間を行き来させられることほど残酷なことはありません。

――それまで抗がん剤治療を拒否してきた患者に対しても、緩和ケア医が抗がん剤治療を勧めることはあるのでしょうか。

ありますます。というよりもむしろ、**一部の緩和ケア医は「抗がん剤バージン」の終末期患者を見つけると、喜び勇んで抗がん剤治療を勧めようとします。**

しかも、自分のしていることが正しいと錯覚し、それを世間に吹聴しているから始末が悪いのです。

実際、緩和ケアと抗がん剤治療を結びつけることはトレンドになっています。

たしかに、抗がん剤バージンの患者の場合、抗がん剤治療を受けたことのある患者に比べて、抗がん剤の奏効率はそれなりにあります。

なかには、完全反応（寛解）を示す患者もいますが、いずれ病巣は必ず再増大してくること、最終的には毒性で確実に寿命を縮めること、などは、これまで縷々《るる》述べてきたとおりです。

抗がん剤治療を選ぶくらいなら、奏効率の点から言っても、副作用の点から言っても、放射線治療を選択するほうがはるかに賢明です。

緩和ケアにも、がん医者らの罠《わな》があちこちに仕掛けられているのです。

アンサー41

終末期患者への「鎮静」が安易に行なわれている

「緩和ケア」に名を借りた殺人

——終末期のがん患者が「いよいよ」となると、時に「鎮静《ちんせい》（セデーション）」と呼ばれる処置が行なわれると聞きました。鎮静は受けていいものなのでしょうか。

鎮静は、ドルミカムなどの麻酔薬を使って患者を眠らせる処置です。

緩和ケアで言う「深い持続的な鎮静」を行なうと、患者はほどなくして死を迎えます。実態として言えば、全身麻酔を用いた一種の「安楽死」です。

実は、1990年に入ってからの制度改正で、大学病院は急性期病院に位置づけられ、治療の終わった患者の入院を引き受けることができなくなりました。

僕もその流れには抗し切れず、終末期のがん患者を慶應病院からホスピスに送っていたのです。

ところが、その後、「あの患者さん、もう亡くなったの？」というケースが散見されるようになったのです。僕は「鎮静をやったな」と思いました。

僕が送り出した患者がそんなに早く亡くなってしまうとは思えませんでしたし、譫妄《せんもう》（錯覚や幻覚や軽度の意識障害を伴う状態）が現れるなどの、鎮静をかけられるような精神状態でもなかったはずだからです。

このような状況はずっと続いていたようで、しばらく前、僕のセカンドオピニオン外来に見えた患者さんがホスピスに体験入院したところ、やはりあっという間に亡くなってしまうという出来事がありました。この時も「やられたな」と思ったのです。

そこで、**独立型のホスピスや大学病院の緩和ケア病棟などで、どれくらいの鎮静処置が患者に行なわれているかを調べてみたところ、実施率は最も少ないところでも7％、最も多いところでは68％にも達していることがわかりました。**

僕はこの数字を知って、「少なくとも僕のセカンドオピニオン外来に相談に来られる患者さんには、ホスピスは勧められないな」と思い直したのです。

――緩和ケアの現場で、なぜこれほど多くの鎮静が行なわれているのでしょうか。

いろいろな理由が考えられますが、1つには、緩和ケア医が患者やその家族に詳しい説明を行なわないまま、安易に鎮静を実施している可能性があります。

たとえば、「鎮静をかけると意識が回復しないことがあります」とか、「鎮静をかけると死期が早まることがあります」など、緩和ケア医がその程度の曖昧《あいまい》な説明で鎮静を実施しているのだとすれば大問題です。

実は、がんの在宅緩和ケア医で、さくさべ坂通り診療所（千葉県千葉市）の院長をしている大岩孝司《たかし》さんからうかがったことですが、緩和ケア病棟を対象に行なわれた「鎮静」についてのアンケート調査によれば、患者本人の承諾を得ているケースは48％にすぎず、半数以上が、患者の家族との相談だけで鎮静が実施されていたと言います。

しかも、大岩さんは、「持続的な深い鎮静」の意味について、患者の家族がどれだけ理解していたか疑問が残る、とも指摘されていました。

先ほど述べたように、鎮静は一種の安楽死です。つまり、本人の承諾を得ずして寿命を短縮させるのですから、法律的には「殺人」ということになるのです。

「近藤先生だってケモってたじゃない」

――「殺人」とは穏やかではありませんが、ほかにも理由は考えられますか。

もう1つは、アンサー39やアンサー40で指摘した、がん医者らによる「酷知」や「治験」などの影響が考えられます。

考えてもみてください。患者はさんざん抗がん剤治療を受けさせられたあげく、突然、手のひらを返されて、「もうやれることはありません。緩和ケアへ行ってください」と宣告されるのです。

「治るかもしれない」との思いがあるだけに、この手のひら返しは患者の精神を崩壊させます。

同様に、患者は治るものと錯覚させられて治験に臨み、心身をボロボロにされて緩和ケアに戻されるのです。その残酷さにも、筆舌に尽くしがたいものがあります。

このような異常な精神状態のままホスピスや緩和ケア病棟に送り込まれた患者に「心静かに」と要求するのはムリな相談です。

つまり、治療の結果として譫妄《せんもう》を来《きた》すなどして手に負えなくなった終末期のがん患者に対し、緩和ケア医が一気にケリをつけようとして鎮静をかけている可能性があるのではないかと、僕は考えているのです。

実際、国立がんセンターで抗がん剤治療を受けていた卵巣がん、子宮がん、乳がんなどの人たちが、治療を中止してからどれくらい生きたかを調べた統計データを見ると、実に患者の半数が100日以内に死亡しているのです。

しかも、そのデータをグラフ化した生存率曲線を見ると、曲線グラフは治療中止直後から真っ逆さまに急降下しており、患者の2割は1カ月以内に死亡しています。

つまり、生存率曲線が真っ逆さまの急降下になったのは、「治ると信じて治療を受けてきたのに、どうして緩和ケアなんかに」と感じて絶望し、「譫妄」を来すなどした患者が次々と「鎮静」をかけられて死亡していったから、とも考えられるのです。

——患者自身にも、最初にボタンを掛け違えた面はありますね。

それをいま、僕が口にするのはなんとも忍びない……。実は、かく言う僕も、若い頃は人一倍、「がんを治す」ことに執着してきた医者の1人なのです。

悪性リンパ腫の患者でも乳がんの患者でも、「治してみせるぞ」と意気込んでは、誰よりも大量の抗がん剤を使っていました。

いまでこそ乳がんの抗がん剤治療も否定していますが、当時を知る同僚から「近藤先生だって、さんざんケモってたじゃないの」（「ケモる」は「抗がん剤治療をする」という意味の業界用語）と言われれば、そのとおりなのです。

そのような過去への訣別《けつべつ》の意味も込めながら、僕はいま、目の前の患者さんがどうすれば健やかに安全に長生きできるかを追究しているのです。

僕が提唱している「放置療法」の要諦《ようてい》は、「とりあえず命の危険がないのなら、がんは放っておくのがいちばん。しかし、自覚症状が出て危なくなってきたら、そのことへの対処は怠りなく」というものです。

ややもすると前半部分ばかりが強調されているきらいがありますが、放置療法の勝負どころとして重要なのは、むしろ後半部分なのです。

放置療法は、決して「何も治療しないこと」ではないのです。

アンサー 42

抗がん剤治療を受けなければ痛みで七転八倒しない

「多臓器不全」は「敗血症」の成れの果て

――がん患者が共通して抱く不安は、がんの終末期に「痛い」「苦しい」の「七転八倒」で死んでいくのではないか、ということなのですが。

慶應病院時代、事実上の「緩和ケア医」を務めた僕の経験から言えば、病床でのた打ち回って死んでいく患者など1人もいませんでした。

実は、がん終末期の一部の患者が「痛み」に苦しむのは「手術」や「抗がん剤」に原因があるのです。

実際、手術や抗がん剤に起因する「痛み」については、「モルヒネ」などで取り除けないケースが多々あります。

手術で言えば、たとえば肺がんや食道がんなどを切除した後の術後の痛みです。

肺がんや食道がんの切除手術では、胸部や腹部を大きく切り裂きます。切除手術では神経も切ることになるので、手術後にいわゆる「神経障害性の痛み」が出てきます。この痛みに対して、モルヒネがあまり効かないのです。

抗がん剤で言えば、治療後に出てくる末梢《まっしょう》神経の障害があります。

この障害により「痺《しび》れ」や「痛み」を感じる患者は多く、この痛みに対してもモルヒネはあまり効果がありません。とくにタキソールやタキソテールという抗がん剤はやっかいで、治療後、多くの患者が痺れや痛みを訴えます。

さらに言えば、抗がん剤治療を受けた終末期のがん患者は、しばしば「多臓器不全」に陥って亡くなっていきます。

多臓器不全は「敗血症」の成れの果てです。敗血症は病原菌によって引き起こされる全身性炎症反応症候群ですが、終末期のがん患者が敗血症に陥るのは、病原菌と戦う白血球

が抗がん剤によって破壊され、患者の免疫力が一気に落ちてしまうからなのです。

――つまり、がん自体が「七転八倒」を引き起こすわけではない、ということですね。

そのとおりです。手術や抗がん剤治療を受けてきた終末期のがん患者が、モルヒネでも取り除けない痛みに耐えながら、やがて内臓を含む全身に炎症を来して、悲惨な多臓器不全で死んでいく――。

このことが、終末期のがん患者をめぐる「七転八倒」のイメージをつくり上げていると言っても過言ではありません。

一方、緩和ケア医などが行なう疼痛除去の技術などにも問題があります。

たとえば、独立型のホスピスなどに終末期患者のケアを依頼すると、「入院ならこちらで引き受けるけど、通院ならそちらでやってください」という話になるのです。

それでも何とか頼み込んで、通院での疼痛除去を引き受けてもらえた場合、先方の緩和ケア医はモルヒネ系のクスリのパッチ（皮膚に貼るタイプのもの）を安易に処方したりします。

モルヒネ系のクスリは呼吸機能を抑制するので、医者からもらったパッチで呼吸抑制を来し、患者が急死してしまうというアクシデントも、しばしば発生するのです。

同様に、「MS《エムエス》コンチン」や「オキシコンチン」などの、モルヒネ系のクスリを内服していた患者をホスピスに送り込んだ場合なども、時々、事故が発生します。

緩和ケア医は患者の様子を診ながら、投与方法を「経口」から「持続皮下注射」に変えようとするのですが、その場合、量の見極めに失敗して、必要以上の量を投与してしまい、患者が呼吸困難に陥る「呼吸抑制」を起こして死亡してしまうこともあるのです。

そのあたりのクスリの切り替えが、なかなかうまくいきません。

緩和ケア医の処方にも問題がある

——時々とはいえ、そんな事故が発生しているのですか。

発生しています。僕のセカンドオピニオン外来に相談に見えた40代の子宮がんの患者さんの場合も、東京都内にある有名な医療センターに緩和ケアをお願いしたところ、「イザとなったら入院させますが、とりあえずは通院で」という話になりました。

その後、例によってパッチによる疼痛管理を受けていたのですが、1週間くらいで呼吸抑制が生じて亡くなってしまいました。

結局、緩和ケア医の考え方に飛躍というか、短絡があるのです。

パッチにしても、MSコンチンにしても、オキシコンチンにしても、緩和ケア医は気軽に処方してしまうのですが、お酒と一緒で、奈良漬で酔っ払ってしまう人もいれば、一升飲んでもさほど酔わない人もいるわけです。

そしてモルヒネ系のクスリは、患者の誰もが未経験なので、飲ませてみるまで、どの人に副作用が強く出るかわかりません。

だから、慶應病院時代の僕は、他の医者たちのようにいきなり10ミリグラムのモルヒネを投与することはせず、1ミリグラムから開始して、患者の様子を注意深く観察しながら、慎重の上にも慎重を期して、少しずつモルヒネを増量して、適量を探っていました。

ちなみに、放射線による疼痛除去については、骨転移などの痛みには非常によく効きます。

ただ、第5章でも指摘したように、腕のいい放射線医があまりいません。

――がんの終末期を生き延びるのも一苦労ですね。

こと「がん」に関しては、すべての局面において、注意深さが必要になります。

アンサー41で指摘したように、放置療法では症状が出てからの局面のほうがむしろ問題になりますが、実は、「がんもどき」のなかにも、何も治療をせずに放置していると、死に至る可能性のあるものが存在します。

その場合、「転移死」することはありませんが、「局所死」する危険性があります。

たとえば、喉頭《こうとう》がんや下咽頭《かいんとう》がん、食道がん、子宮頸がん、胆管がんなどでは、原発病巣が物理的に増大することによって各種臓器の機能不全を引き起こし、いま指摘した「局所死」に至る可能性があるのです。

では、局所死にどう対処すればいいのでしょうか。

もちろん、第1章で指摘したように、早期発見→早期治療は無意味です。

しかし、カゼでもないのに声が出にくくなった（喉頭がん）、食べ物が喉につかえる（下咽頭がん、食道がん）、大量の不正出血が見られるようになった（子宮頸がん）、白目部分が黄色くなってきた（胆管がん）——などの症状を感じた場合には、検査の上、差し迫った命の危険があれば、合理性のある治療を受けるかどうか、検討するとよいでしょう。

アンサー 43

放置療法による「自然死」は「穏やかな老衰死」と同じ

「何の苦痛もなく安らかに逝きました」

——近藤先生は、患者に「ブロンプトン・カクテル」を処方されたことはありますか。

よく処方していました。「ブロンプトン・カクテル」は「ブロンプトン・ミクスチャー」とも呼ばれ、イギリスにある王立ブロンプトン病院で考案されたものです。

このカクテルは「モルヒネ」に「少量のコカイン」や「アルコール」などを配合したもので、終末期のがん患者の痛みを取り除くための麻薬性複合鎮痛剤として使用が始まりました。

1950年代に同病院から処方が公表され、その後、1960年代から1970年代にかけて、欧米で広く使われるようになりました。

ブロンプトン・カクテルが日本で最初に使用されたのは、1976年のことです。東京都清瀬市にあった国立療養所東京病院（現・国立病院機構東京病院）の内科医が末期がんの患者に投与し、2年後の学会発表の後、「東京病院方式」と呼ばれる処方として全国の病院に広がっていきました。

僕が初めて患者に使用したのは、1980年にアメリカ留学から帰った後、一時出向していた国立病院の放射線科病棟でのことです。

モルヒネと少量のコカインを「ワイン」に混ぜて処方してみたのですが、患者さんはみな「痛みが取れた」と言って喜んでくれました。

出向が終わって慶應病院に戻る時、僕は処方を置き土産にしてきたのですが、ある診療科の医者が「これはいい！」ということで、僕がいなくなってから使用を始めたようです。卵巣がんの腹膜転移がある患者さんに使ってみたら、痛みが取れて患者さん本人も喜んでいた、という話も耳にしました。

――私も、イザというときに飲んでみたい気がします。

ただ、その後、患者さんはモルヒネの副作用である便秘のため、腸が破れて腹膜炎にかかって亡くなってしまったそうです。

モルヒネがうまく効いていると、痛みをほとんど感じなくなるため、腸が破れても気づかないことがあります。

モルヒネの匙《さじ》加減は難しいのですが、そのケースでは、便秘をしているのに下剤を処方しないミスがありました。きちんと勉強しないで治療する医者の典型です。

それから、コカインの副作用の問題も無視できません。

結局、ブロンプトン・カクテルは、モルヒネ単独の水溶液と痛みを取り除く効果は同じであること、コカインやアルコールなどの混合物によって眠気などの副作用を増加させてしまうこと、などの理由で、日本でもほとんど使用されなくなりました。

アンサー42で説明したように、**過酷な手術や抗がん剤治療に起因する痛みがないのであれば、がんの終末期に痛みでのた打ち回ったりすることはありません。**

僕のセカンドオピニオン外来に来られた患者さんにも、積極的な治療をせずに終末期を過ごされた方がたくさんいらっしゃいます。

そして、そのような終末期を過ごされた患者さんのご家族の方から、「何の苦痛もなく逝《い》きました。ありがとうございました」などと書かれた手紙を、僕はこれまでにたくさんいただいているのです。

がんで死ぬなら「肝臓がん」がいい

――実際のところ、「安らかながん死」とは、どのようなものなのでしょうか。

よけいな治療をしなければ、通常、多臓器不全ではなく、1つの臓器が機能不全《ふぜん》に陥る「単臓器不全」で亡くなります。

あちこちに転移があっても、それぞれの転移巣の大きさはまちまちです。それらまちまちの転移巣が増大してくる際、最初に機能不全に陥っていく臓器があります。その臓器の機能不全によって亡くなるのが「単臓器不全による死」なのです。

たとえば、肺であれば、患者は呼吸器不全に陥ります。

だんだん息苦しくなってきますが、呼吸困難はモルヒネで解消できます。

呼吸困難になると、酸素を取り込もうとして、息が荒くなります。脳が酸素不足という指令を出して、呼吸のための筋肉を一生懸命動かそうとするわけです。

そこにモルヒネが入ると、脳は酸素が足りているように錯覚します。そうすると、呼吸筋があまり動かず、酸素もあまり取り込まれなくなって、だんだん血液中に炭酸ガス（二酸化炭素）が溜まっていくのです。意識が朦朧《もうろう》としてきてから亡くなるまでは、モルヒネを開始してからおおむね数日です。

ただし、呼吸困難になったとき、点滴で体内に水分を送り込んでいると、先に肺水腫《すいしゅ》を発症して溺死《できし》することになります。これは苦しいですから、点滴はタブーです。

あるいは、肝臓であれば、肝不全に陥りますが、次第に意識が混濁《こんだく》してきて、最後は意識不明のまま亡くなります。患者は苦しみません。

腎不全も苦しまずに亡くなることができますが、腎臓は片方が機能していれば十分なので、腎臓がんで腎不全になることはまずありません。

脳腫瘍の場合も、脳圧亢進《こうしん》が進むと、意識不明に陥って、楽に亡くなるのです。もちろん、患者が七転八倒することなどあり得ません。

――近藤先生が「がん」で亡くなるとすれば、どんな「がん」で最期を迎えたいですか。

肺がんの場合、呼吸困難が出てからが長そうだからノーサンキューですね。

最初は坂道を上れたのに、だんだん平地しか歩けなくなる。そのうちに、家の中しか歩けなくなって、やがて歩くのもままならなくなる。そして、最後は寝たきりになって、というのは、できればご勘弁願いたい。

それから、脳腫瘍や脳転移も、麻痺《まひ》がくるからイヤですね。

こう考えてくると、死ぬ直前まで動くことができて、意識もハッキリしていて、最後はスーッと逝ける「肝臓がん」というところでしょうか。

老人ホーム・同和園（京都府京都市）の附属診療所長を務める中村仁一《じんいち》さんによれば、がんが見つかっても治療をしないお年寄りたちはみな、モルヒネを使うこともなく「老衰死」のような安らかな最期を迎えるといいます。また、老衰で亡くなった方をゆえあって解剖すると、いわゆる「天寿がん」がよく見つかるともいいます。

がんによる「自然死」は、「老衰死」のように穏やかにして安らかなのです。

エピローグ

がん治療の「ベストオピニオン」を得るために

ここが聞きたい！

「がん」と向き合うために最も大切なことは？

「疑うこと」は「考えること」であり、僕の提案する「セカンドオピニオン」は、言わば「患者が考えるための素材」である——。

近藤誠医師は、本書のプロローグで、このように指摘した。

早期発見→早期治療、手術、術後サーベイランス、抗がん剤治療、放射線治療、先進医療に代替療法、そして放置療法と緩和ケア……。

第1章から第8章までの各論部で展開された、近藤医師による「アンサー」の一言一句は、まさに考えるための「具体的素材」である。

この具体的素材から、がん患者やその家族は、いかにして自分なりの「ベストオピニオン」を導き出せばいいのか。近藤医師に最終結論を問うた。

アンサー44

僕のセカンドオピニオンが「ベストオピニオン」だとはかぎらない

患者さんには「セカンドベスト」も提示

――冒頭の「がん患者を代表してベストオピニオンを探る」でも書きましたが、大腸がんを宣告されて以降、私は先生の主張に強い説得力と合理性を見いだす一方で、先生の主張に端を発した議論の洪水に戸惑《とまど》いを感じていました。

今回、その戸惑いを疑問の形で先生にぶつけることで、目の前のもやが、かなり払われてきたような気がします。

だから、「疑うこと」は、すべての出発点になるのです。

疑問点を相手にぶつけ、相手の考えをより深く知ることで、目の前のもやが少しずつ払われ、新たな考えの像が現れてきます。

新たな像を結んだその考えは、森さんがその前に抱いていた考えとも違うし、僕が森さんの疑問に答えて述べた考えとも違います。

つまり、森さんが僕に疑問をぶつけ、僕と対話をすることで得た新たな考えは、言うなれば、森さんが弁証法的思考によって得た新たな像なのです。

そして、その新たな考えの像は、今後、森さんがさらに考え、判断し、選択し、行動するための新たな土台になっていくのです。

僕が本書の最初で言った、「疑うことは考えること」とは、そういう意味です。


——がん患者やその家族らにとって、近藤先生のセカンドオピニオン外来も、そのような場であり、存在であるということでしょうか。

そのとおりです。アンサー2でも述べましたが、僕は患者さんに「こうしなさい」「やめときなさい」といった言葉をなるべく使わないようにしています。

治療をするにせよしないにせよ、選択権が患者さんにあることは当然ですが、それ以上に、患者さんが疑問点を僕にぶつけ、僕の意見に耳を傾けることで、がん医者らのウソを見抜き、自分なりの結論を導き出すことが大切だと、考えているからです。

仮に患者さんの導き出した結論が、僕の考えと違っていたとしても、患者さんが熟慮の末に出した結論であれば、僕はその結論を是《ぜ》とします。

つまり、僕の提案する「セカンドオピニオン」が、必ずしも患者さんにとっての「ベストオピニオン」である必要はないのです。

——今回、近藤先生は私の質問に対して、先生にとっては必ずしも「ベストオピニオン」に該当しないオルタナティブ（代案）、すなわち、先生にとっての「セカンドベスト」についてもかなり言及されていました。

たとえば、「脳転移は条件次第で開頭手術も有効」などと指摘されたことです。私にとって、この点は新鮮な驚きでした。

その点については、世間の側に誤解があるように思います。

僕のセカンドオピニオン外来でも、たとえば患者さんから「別の方法はないか」と尋ねられれば、僕はいわゆる「セカンドベスト」を提示しています。

もちろん、その場合には、僕がベストと考える選択肢と対比させながら、セカンドベストを選択した場合のリスクとベネフィット（利益）についても説明します。それでも患者さんが納得しない場合には、僕はサードベストもフォースベストも提示します。

したがって、事前に準備された質問の数が多ければ多いほど、患者さんにとって、セカンドオピニオン外来は充実したものになるのです。

患者にとっての「解」はどこにあるのか

——実は、大腸がんを宣告されて後、近藤先生の著書を貪《むさぼ》り読むなかで、私は「近藤理論に従うべきか、反近藤理論に従うべきか」という「オール・オア・ナッシング」の落とし穴に嵌《はま》ってしまったことがあります。

しかし、その後、先生と対話をさせていただく機会を得て、言わば近藤理論と反近藤理論の間には無数の「解」が存在しており、私自身が「疑い考える」ことを通じて「解」を見つけていけばいいのだと思うようになりました。

森さんから「手術後に喫煙を再開してしまったことをどう思うか」と尋ねられたとき、僕は「個人の価値判断に属することだから是非は言いません。ただ、森さんはつらい手術を受け、丸山ワクチンまで打っているわけです。森さんが長生きしたいと思うなら、喫煙を再開したことは矛盾ですよね」とお伝えしました。

また、「丸山ワクチン」についても、僕は「かつては患者さんから『丸山ワクチンを打ちたい』と頼まれれば協力していましたが、その後に出された比較試験の結果を知ってからはお断りするようにしています。もっとも、森さんに『やめろ』と言うつもりはありません。僕は医師として、選択肢を示すだけです」とお話ししました。その後、森さんはタバコと丸山ワクチンをやめていないと聞いています。

その一方で、森さんは僕の主張を参考にして、術後の抗がん剤治療を拒否しました。森さんがそれらを「解」としたならば、それはそれでいいのではないでしょうか。

――私の場合、ジャーナリストという仕事柄、近藤先生と対話をさせていただく機会を得ましたので、一般の患者さんとは少しばかり事情が違います。

そこでお尋ねしますが、実際に先生のセカンドオピニオン外来に来られる患者さんをご覧になって、先生は患者さんがその後にどのような「解」を選び取っているとお感じになりますか。

アンサー2でも述べたように、**僕のセカンドオピニオン外来では、「結論は自宅に戻ってから落ち着いて出してください」とお伝えしています。**

したがって、患者さんがその後にどんな結論を出したかは基本的に不明なのですが、その場のやりとりの印象から大方の予想はつきます。

たとえば、この人は僕の意見をそのまま受け入れるなと感じる患者さんもいれば、この人は僕の意見をたぶん取り入れないだろうなと感じる患者さんもいます。

印象的なのは、その中間に位置する患者さんでしょうか。つまり、僕の意見を一部は取り入れるけれども、一部は取り入れないだろうなと感じる患者さんです。

一概には言えませんが、このような患者さんの場合、質問をたくさん用意して来られる傾向が見受けられます。

全体的な傾向について言えば、その後に過酷な手術や抗がん剤治療を受けてしまう患者さんがまだまだ多いのではないか、という印象を強く持っています。

アンサー45

がんの治療法を決断するためには「知性・理性・リテラシー」が必要

どうせ患者は自分のところに戻ってくる

――最近は、セカンドオピニオン外来そのものは、それほど珍しい存在ではなくなっています。本当に手術を受けなければならないのか。あるいは、抗がん剤治療はどうしても避けられないのか……。

多くの迷えるがん患者やその家族らが、胸に湧き上がる疑問への答えを求めて、がん専門病院や大学病院などの門を叩いています。なかには、さらなるセカンドオピニオンを求めて、ブランド病院を渡り歩く患者もいるようですが。

セカンドオピニオンを求める機会が増えること自体は歓迎すべきことです。

しかし、ほぼ間違いなく、患者や家族らの期待はあっけなく裏切られます。なぜなら、それらの大病院では、標準治療以外、治療選択の余地がないからです。

その結果、どこの病院のセカンドオピニオン外来を訪ねても、担当医師の口から出てくる答えは判で押したように同じです。

僕は、これを「金太郎飴オピニオン」と称しています。いくら切っても飛び出してくる「顔」は瓜二つ、すなわち「答え」は一緒というわけです。

どうせ患者は自分のところに戻ってくる。それも、仲間の医者にしっかりと諭《さと》されて戻ってくる……。このことを確信しているがゆえに、最近のがん医者らは、むしろ積極的にセカンドオピニオン外来のための紹介状を書くのです。

——しかし、患者が近藤先生のお名前を口にした場合は、がん医者らは態度を豹変《ひょうへん》させるのではないでしょうか。

そのとおりです。いずれも僕のセカンドオピニオン外来に来られる患者さんから聞いた話ですが、ある外科教授は「近藤誠」の名前を耳にした途端、激怒して別室に引っ込んでしまったといいます。

また、ある医者は、患者が頼んでもいない別の病院に紹介状の宛先を変えてしまったそうです。

さらに、紹介状を書くことにしぶしぶ同意した場合でも、CT検査やレントゲン検査の画像、病理検査のデータを出し渋るなどして邪魔《じゃま》をすると言うのです。

そのような状況にあることは慶應病院時代に患者さんの相談に応じていた時から聞いていたので、セカンドオピニオン外来を開設するにあたっては、紹介状や画像データがなくても、また患者本人でなくてもオールウェルカム、とすることに決めたのです。

――セカンドオピニオン外来の話とは別になりますが、患者が同じがん専門病院内や大学病院内などで診療科を変えたい場合も、がん医者らのさまざまな抵抗に遭うものなのでしょうか。

たとえば、仮に私が大腸がんの肝転移を来して、最初の手術を受けた外科の勧める切除手術ではなく、同じ病院内の内科で行なわれているラジオ波焼灼術を受けようとした場合、外科の医者はすんなりと内科を紹介してくれるものでしょうか。

その病院における外科と内科の力関係によっても変わってきますが、たいていの病院では外科の力が強いため相当の困難が予想されます。

仮に外科の担当医師が内科でラジオ波をやることに同意したとしても、今度は内科の担当医師が外科に遠慮して話がこじれるというケースも多いのです。

あくまでもケースバイケースですが、**僕の経験から言えば、ラジオ波に実績のある別の病院の内科に転院してしまったほうが、多くの場合、話は円滑に進みます。**

「人は生きてきたようにしか、死んでいけない」

――近藤先生のセカンドオピニオン外来に話を戻しますが、結局のところ、治療法の選択をはじめとして、がんを宿してしまった人間がどう考え、どう生き、どう死ぬべきかは、がんの種類（部位）、ステージ（病期）、年齢、経済力、人生観、死生観などによって千差万別なのではないかと思います。

そのような複雑な連立方程式を解こうとするとき、患者にとって何が最も重要になってくるのでしょうか。

僕のセカンドオピニオン外来でも、30分の相談が終わった後、「不安」や「悲しみ」や「恐怖」を口にされる患者さんがおられます。人間として当然のことだとは思いますが、そんなとき、僕はかねてから次のようにお伝えしています。

「あなたがいま感じている〝不安〟や〝悲しみ〟や〝恐怖〟は、結局、あなたの〝知性〟と〝理性〟の力によって乗り越えていくしかありません。

知性とは〝知識を得るための力〟。理性とは〝知識を材料として合理的に考える力〟のことです。知識はインターネットでも得られますし、僕の本を読んでいただいても得られます。いずれにせよ、知性と理性の2つを働かせなければ、理にかなった治療法は見つからないでしょう」

さらに言えば、「すべてを疑い、自分の頭で考え、決断する」ためには、この知性と理性に加えて「リテラシー」が必要になると、僕は考えています。

リテラシーとは、知性や理性を活用する力のことで、応用力と言ってもいいでしょう。リテラシーがなければ、患者は「決断する」ことができません。

――実は、大腸がんを宣告されて以降、私は「患者の自己決定権」という言葉を何度も噛《か》み締めてきました。

悩みに悩んだ末、私が申し訳なさそうに術後の抗がん剤治療を辞退したとき、東大病院の当時の主治医は「森さんの意思を尊重します。教授もそれでいいと言っています。そんなに謝らないでくださいよ」と言ってくれました。

この一言は、私の心に染み入りました。それだけに、治療法をみずから選択した以上、その決断がもたらす結果もまた、みずからの責任において引き受けなければならないと、私は肝に銘じています。近藤先生は、私のこの「覚悟」をどうお考えですか。

治療法にしても、死生観にしても、あるいは人生観にしても、本来、医師に委ねるべき問題ではないと、僕も思います。

森さんは、そのことを「覚悟」という言葉と態度で示そうとしているのではありませんか。とすれば、その「覚悟」こそ、森さんの人生観そのものなのではないでしょうか。

結局、人は生きてきたようにしか、死んでいけないのです。

「近藤理論」を知るためのお薦め本

基本を知るための本

『あなたの癌は、がんもどき』（梧桐書院）
『抗がん剤だけはやめなさい』（文春文庫）
『患者よ、がんと闘うな』（文春文庫）
『がん放置療法のすすめ　患者150人の証言』（文春新書）
『がん治療の95％は間違い』（幻冬舎新書）

もっと理解するために読みたい本

『免疫療法に近づくな
長生きするなら「免疫力」より「抵抗力」』（亜紀書房）
『日本は世界一の「医療被曝」大国』（集英社新書）
『成人病の真実』（文春文庫）
『がん専門医よ、真実を語れ』（文春文庫）

さらに学びたい人へ

『がん治療で殺されない七つの秘訣』（文春新書）
『これでもがん治療を続けますか』（文春新書）
『「余命3カ月」のウソ』（ベスト新書）
『医者に殺されない47の心得』（アスコム）

森省歩（もり せいほ）／がん患者

ジャーナリスト。ノンフィクション作家。1961年、北海道えりも町生まれ。慶應義塾大学文学部フランス文学科卒。出版社勤務を経て、1992年、ジャーナリストとして独立。以後、月刊誌や週刊誌を中心に幅広いテーマで記事を発表している。政治家の素顔や政界の深層に迫るルポルタージュの分野で定評があるが、2012年に大腸がんの手術を受けて以降、医療分野にもジャーナリスト活動のウイングを広げ、『文藝春秋』2014年6月号に「『セカンドオピニオン外来』一問一答を誌上公開　近藤誠先生、私の受けたがん治療（東大病院）は正しかったでしょうか」なる対論手記を発表した。著書に『田中角栄に消えた「闇ガネ」「角円人士」が明かした最後の迷宮』（講談社）、『鳩山由紀夫と鳩山家四代』『政権漂流 交代劇は日本の何を変えたのか』（以上、中公新書ラクレ）、『ドキュメント自殺』（ベストセラーズ）など。

[著者紹介]
近藤 誠（こんどう まこと）
1948年、東京都生まれ。近藤誠がん研究所所長。73年、慶應義塾大学医学部を卒業。76年、同医学部放射線科に入局。79～80年、米国留学。83年より同大学医学部放射線科講師。2014年、定年退職。乳房温存療法のパイオニアであり、長年にわたる臨床経験と膨大な医学データをもとに、手術、抗がん剤治療など、がんの「標準治療」を痛烈に批判、敢然と異を唱えている。がんの常識を覆す、その主張は「近藤理論」「がん放置療法」として知られる。第60回菊池寛賞受賞。2013年4月、東京・渋谷に「近藤誠がん研究所・セカンドオピニオン外来」を設立。以来、5000組を超える患者や家族の相談に応えている。
主な著者は、『患者よ、がんと闘うな』『抗がん剤だけはやめなさい』（以上、文春文庫）、『がん放置療法のすすめ　患者150人の証言』（文春新書）、『あなたの癌は、がんもどき』（梧桐書院）、『医者に殺されない47の心得』（アスコム）、『がん治療の95％は間違い』（幻冬舎新書）など多数。
●近藤誠がん研究所・セカンドオピニオン外来　http://www.kondo-makoto.com/

がん患者《かんじゃ》よ、近藤誠《こんどうまこと》を疑《うたが》え

2016年4月10日　第1刷発行
2017年9月10日　第2刷発行

著　者
近藤 誠
発行者
中村 誠
DTP
ISSHIKI
印刷所
図書印刷株式会社
製本所
図書印刷株式会社
発行所
株式会社日本文芸社
〒101-8407　東京都千代田区神田神保町1-7
TEL 03-3294-8931［営業］，03-3294-7760［編集］

＊

Printed in Japan　ISBN978-4-537-26138-7
112160322-112170830 Ⓝ 02
編集担当　水波 康
URL http://www.nihonbungeisha.co.jp/

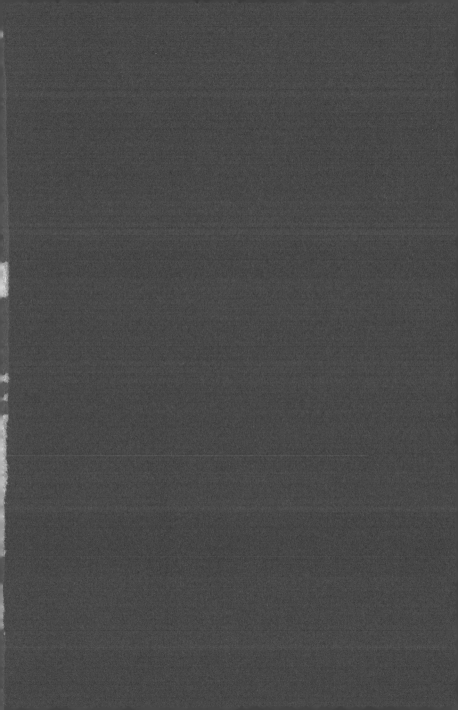